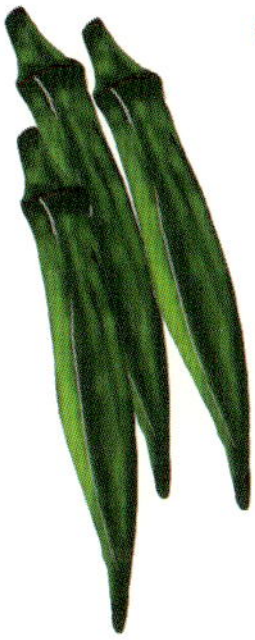

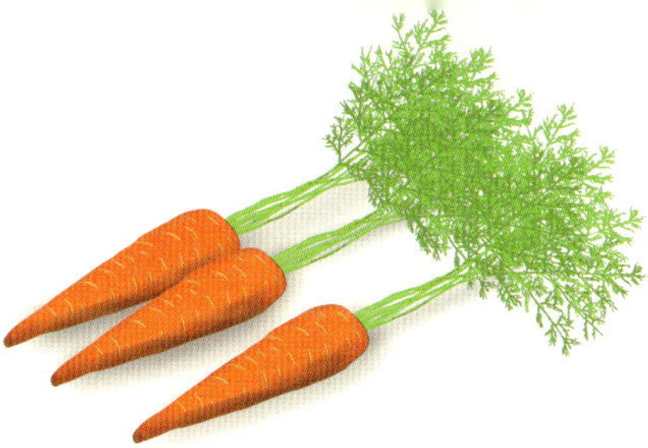

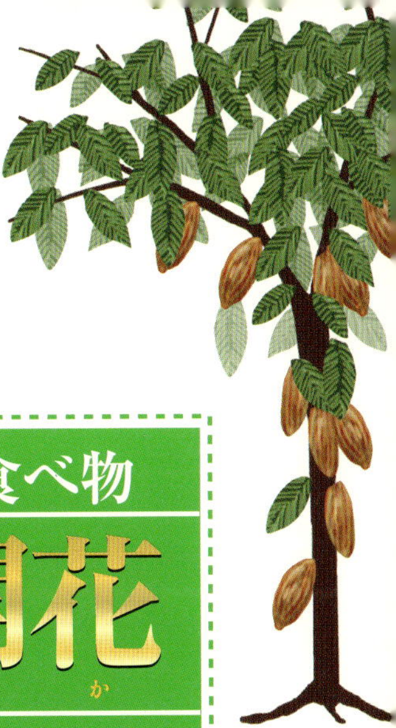

願いが叶う21の食べ物

# 脳《のう》力《りょく》開《かい》花《か》

ポジティブ心理学とスピリチュアル・フード・エネルギー

晴香 葉子

監修
神咲 禮／平山 節子

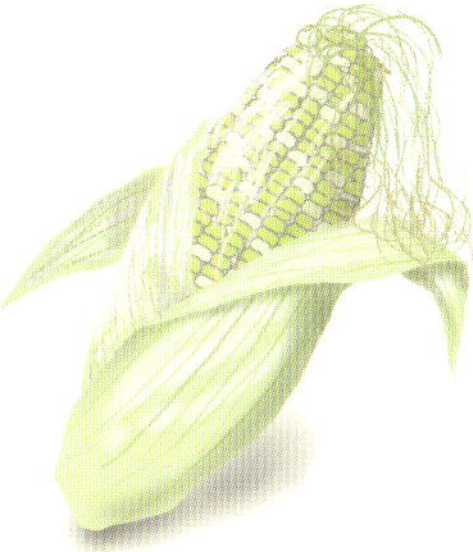

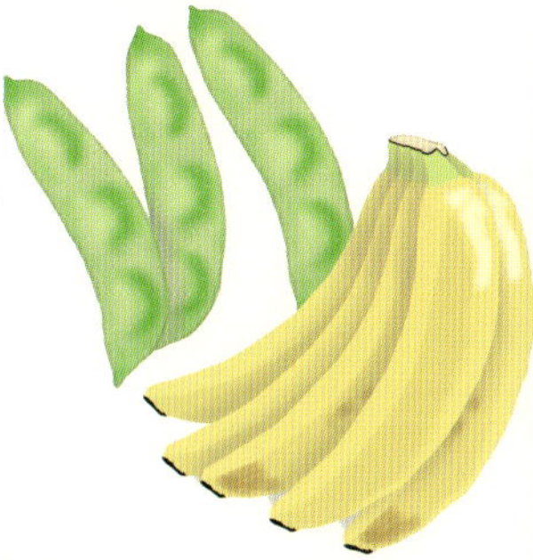

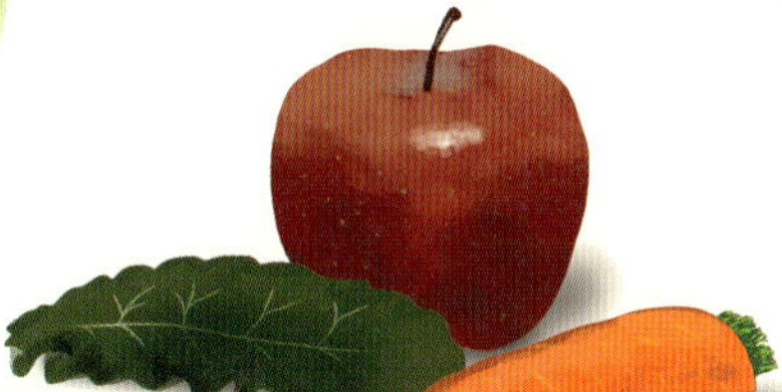

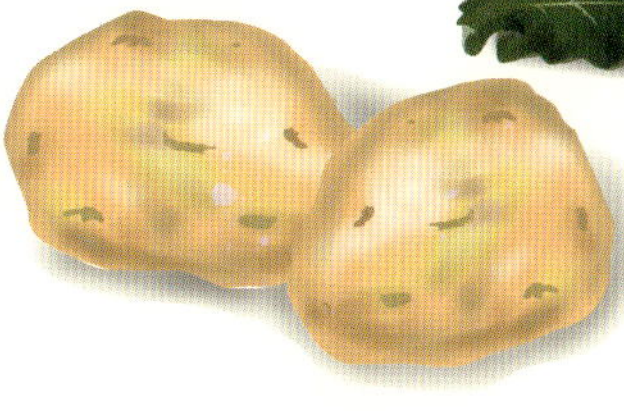

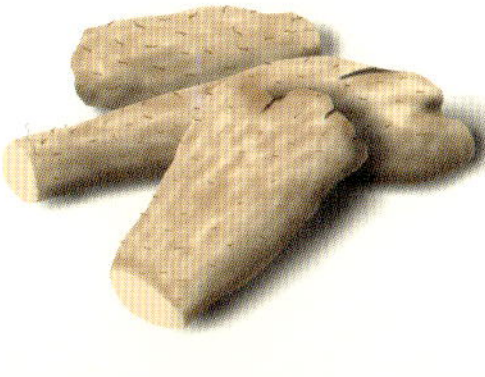

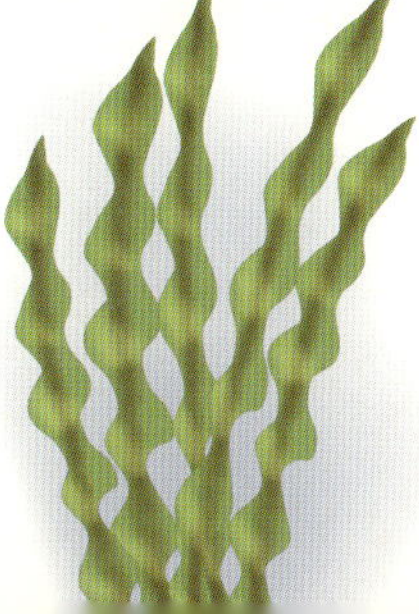

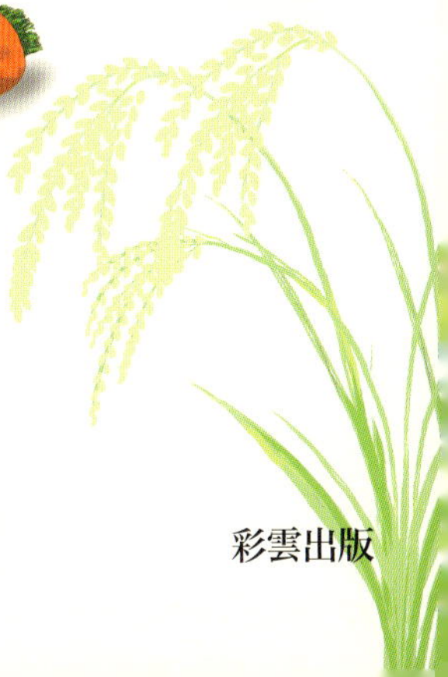

彩雲出版

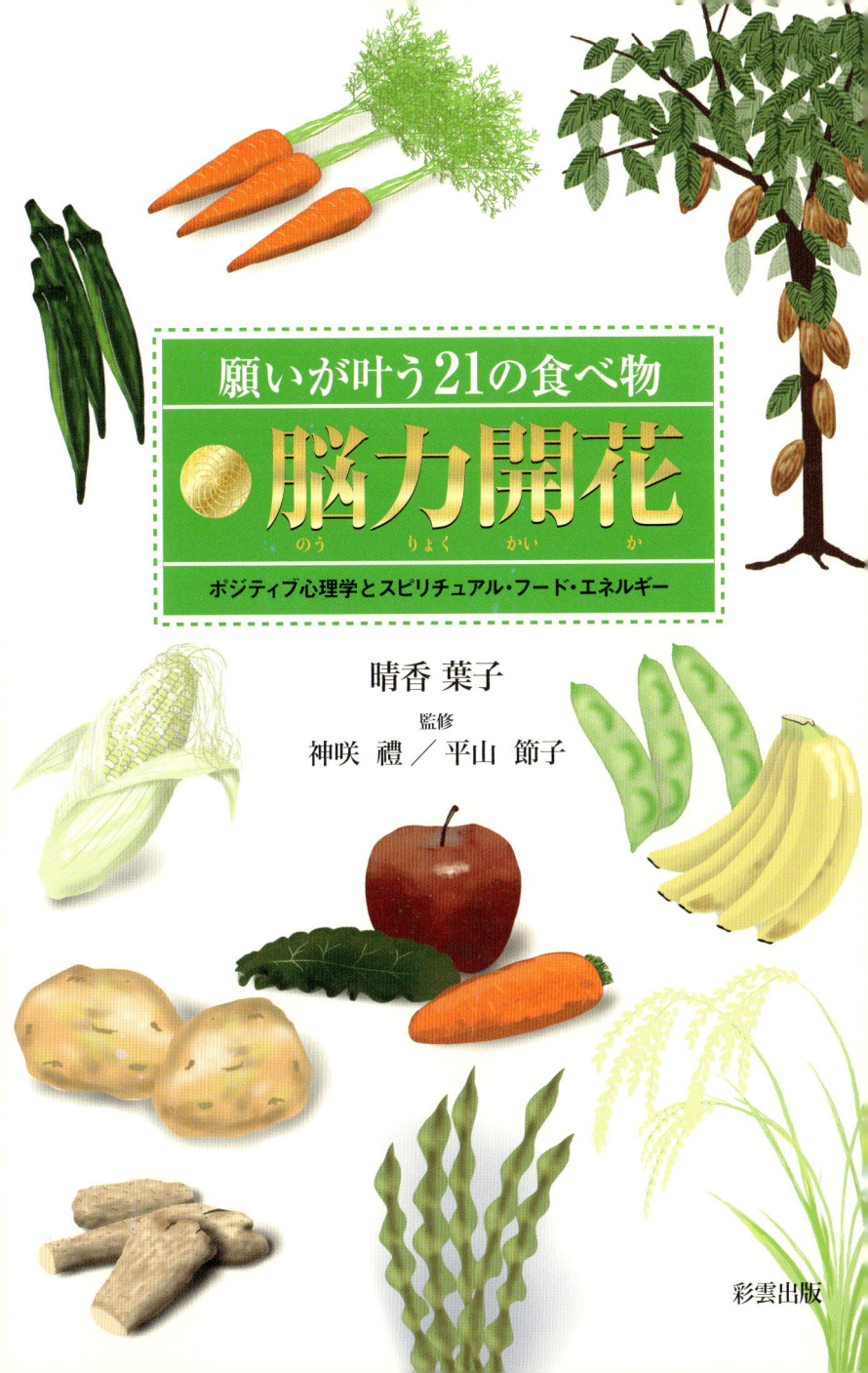

幸運は
準備されたところにやってくる

パスツール（化学者）

# はじめに

　ポジティブ心理学の研究をはじめて、まもなく10年になります。自分の才能を活かし、夢や願いを叶えている多くの人と関わる中で、共通している特長を一つ見つけました。それは、年齢や性別、職種などにも何ら関係なく表出する「ひらめき力」です。

「ひらめき力」とは、自由でクリエイティブな発想や、冴《さ》えわたる思考力。どんな課題に直面しても「よし、こうしよう」とベストな選択ができ、些細《ささい》なことには左右されず、そのアイディアに夢中になれる力です。

　そして、脳にひらめきが起こるかどうかを左右する重要な鍵は、「今日、何を食べるか」にあったのです。

　脳の重さは体重の約２％ですが、消費エネルギーは、約500キロカロリー。一日の消費量のおよそ5分の1です。エネルギー源にできる栄養素は糖質のみで、糖質は長く体に蓄えることができません。まさに「今日、何を食べるか」で、その日の脳の状態が変わってくるのです。

では、何を食べれば良いのでしょうか……。

本書では、「脳力」をアップさせる選《え》りすぐりの「食べ物」を21種類ご紹介しています。

この本に書かれた21の食べ物によって、精神を安定させ、ポジティブな状態を維持し、自由な発想や斬新《ざんしん》な思考を楽しんでみてください。より才能が開花し、あなたの願い事がすべて叶います。

また、所々に「スピリチュアル・フード・エネルギー」と題した読み物を入れ、より効果的な食べ方についてもお話ししています。

毎日、体に取り入れる食べ物は、私たちの心にも影響を及ぼしています。この本を読んで、精神性を高める食べ方を、日々の生活に取り入れてみてください。

「明日が来るのが楽しみでたまらない！」

エネルギッシュで、高揚《こうよう》感に包まれた日々がはじまります。

晴香葉子

※食品に関してはアレルギーなどもございますので、体質・体調によってはご注意ください。

# CONTENTS

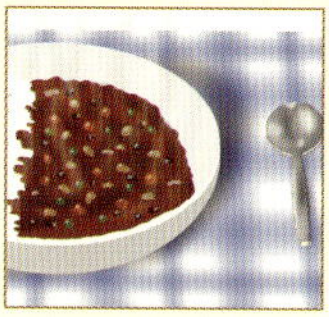

はじめに　4

## 1 お米 …………………………………… 10

10　脳を元気にするお米
11　お米はよく噛むと甘くなり、記憶力も上がる
12　ライスケーキ（おもち）を食べると脳も体もポカポカ
12　雑穀米は微量栄養素の宝箱
13　Story1　白いおむすびは、ジャパニーズマジカルフード
15　**レシピ：発芽玄米おむすび／雑穀米高菜炒飯**
16　スピリチュアル・フード・エネルギー①バイオリズム

## 2 魚 …………………………………… 20

20　DHAで脳の働きを活発に
21　DHAで忍耐力もアップ
22　EPAで脳と体の調子を整える
23　**レシピ：しめサバのマリネ**

## 3 モロヘイヤ …………………………………… 24

24　DHAのウィークポイントをモロヘイヤで守る
25　ファラオ（王様）の野菜、モロヘイヤは奇跡のエネルギー源
26　モロヘイヤ・オクラのネバネバエネルギーで脳も疲労回復
27　**レシピ：モロヘイヤのオムレツ／オクラ煮麺**

## 4 ナッツ・ドライフルーツ …………………………………… 28

28　1日20gのアーモンドは、脳と精神の安定剤
29　仙人食・松の実で不老長寿な脳に
29　クコの実で、体も脳もエネルギッシュに
30　ドライプルーンは脳と体を守る優しい万能選手
31　ナッツ・ドライフルーツで手軽にセルフコントロール
33　**レシピ：クコの実ケーキ／プルーンスコーン**

## 5 フルーツ・野菜ジュース …………………………………… 34

34　フルーツ・野菜ジュースで脳の機能低下をシャットダウン
35　フルーツの酵素で体も気分もすっきり爽快
36　ビタミンCで記憶力を強力サポート

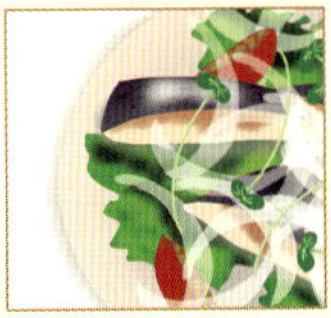


36　トマトスープで体調を整えサビない脳に
37　Story2　トマトの歴史旅
39　**レシピ：ベジタブルミネストローネスープ**

6 山芋 …………………………………… 40

40　山芋のアミラーゼで脳の疲労回復力アップ
41　山芋の主な３種とそれぞれの効能
42　山芋は伝統あるスタミナ食
43　**レシピ：山芋のお好み焼き**

7 昆布 …………………………………… 44

44　昆布のぬめり成分とうまみ成分は脳と体に大事な栄養素
45　微量栄養素ヨードでいきいき安定した脳に
47　**レシピ：塩昆布のつけもの**

8 緑茶 …………………………………… 48

48　お茶の渋み成分カテキンは優れた抗酸化物質
49　お茶特有の穏やかな脳活性効果
51　**レシピ：抹茶パフェ**
52　スピリチュアル・フード・エネルギー②マクロビオティック

9 豆類 …………………………………… 54

54　大豆レシチンで理解力を強力アップ
55　豆腐は世界へ羽ばたいたジャパニーズヘルシーフード
56　納豆のナットウキナーゼで脳にもサラサラな血液を
57　豆類は可愛くて頼りになる、愛されマルチフード
59　**レシピ：豆カレー**

10 にんじん …………………………………… 60

60　にんじんはカロチンの代表選手
61　にんじんの葉っぱで免疫力を効果的にアップ
62　名前のルーツは高麗人参
63　**レシピ：にんじんのピクルス**

11 明日葉 …………………………………… 64

64　明日葉のバイタルパワーで生命力のある脳に

# CONTENTS


65　明日葉特有の成分カルコンで細胞元気
66　明日葉のクマリンで脳も体もイキイキ
67　**Story3**　明日葉と世界薬草名著物語
69　**レシピ：明日葉のふりかけ**

## 12 ゴマ ……………………………………………… 70

70　ゴマのビタミン$B_1$で深みのある脳に
71　セサミンで脳も体もしっかり守る
73　**Story4**　オープンセサミ（開けゴマ）
75　**レシピ：セサミクッキー**

## 13 コーヒー ……………………………………………… 76

76　カフェインの覚醒作用で行動開始
77　コーヒーの苦み、酸味、香りでリラックス
79　**レシピ：コーヒーのバリエーション**

## 14 スパイス ……………………………………………… 80

80　スパイスで脳の処理能力増強
81　スパイスは美味しい万能薬
82　**Story5**　スパイス３千年の歴史
83　**レシピ：タンドリーチキン**

## 15 チーズ ……………………………………………… 84

84　チーズは４千年の優良栄養食
85　チーズのビタミン$B_{12}$で脳の機能修復
86　チーズを使った精神療法
87　チーズで取れないビタミンＣと植物繊維はアボカドで
88　チーズは最適の常備食
89　**レシピ：アボカドのカプレーゼ**

## 16 赤ワイン ……………………………………………… 90

90　赤ワインのポリフェノールで脳の抗酸化力アップ
91　赤ワインのポリフェノールには女性に嬉しい効果がいっぱい
92　**Story6**　ワインのルーツ
93　**レシピ：牛ほほ肉のワイン煮**
94　スピリチュアル・フード・エネルギー③プチ断食

17 ブルーベリー ……………………………………………… 96

96 ブルーベリーは、目の疲れをとり、脳の活動をサポートする
97 ブルーベリーは精神能力の低下も防ぐ
99 **レシピ：ブルーベリージャム**

18 バナナ ……………………………………………… 100

100 バナナは糖質の優等生
101 バナナはパワーダッシュをサポートするビタミンB群も豊富
103 **レシピ：バナナクレープ**

19 カカオ ……………………………………………… 104

104 神様の食べ物、カカオは優良保存食
105 チョコレート効果で強い体と脳に
105 **Story7　チョコレートは魔法の薬**
107 **レシピ：ホットチョコレート**

20 りんご ……………………………………………… 108

108 りんご酸でさわやかに脳のやる気アップ
109 りんごのトリプルパワーで元気回復
109 **Story8　りんごの逸話と世界のアップルパイ**
111 **レシピ：アップルパイ**

21 はちみつ ……………………………………………… 112

112 はちみつの糖質で脳へエネルギーダッシュ
113 ブレイクタイムには、はちみつでさわやかエネルギーチャージ
114 はちみつの美肌効果で外からもリフレッシュ
115 **Story9　はちみつの神秘**
117 **レシピ：はちみつレモンティー**
118 **スピリチュアル・フード・エネルギー④フィーリング**

おわりに 120

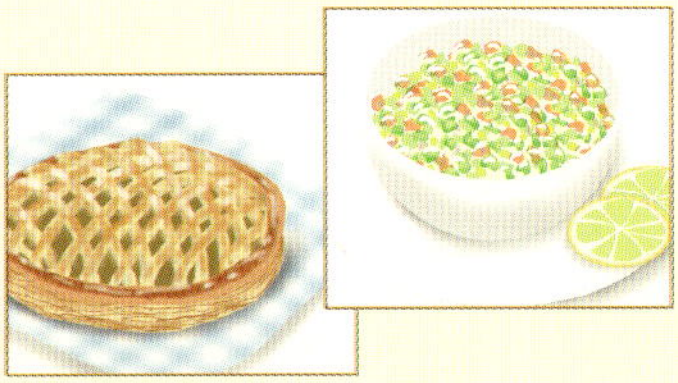

装丁・カバーデザイン　大島恵里子
カバー＆本文イラスト　平山　多恵

1

# お米

Rice

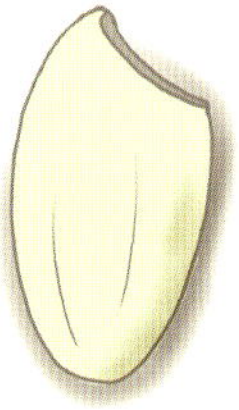

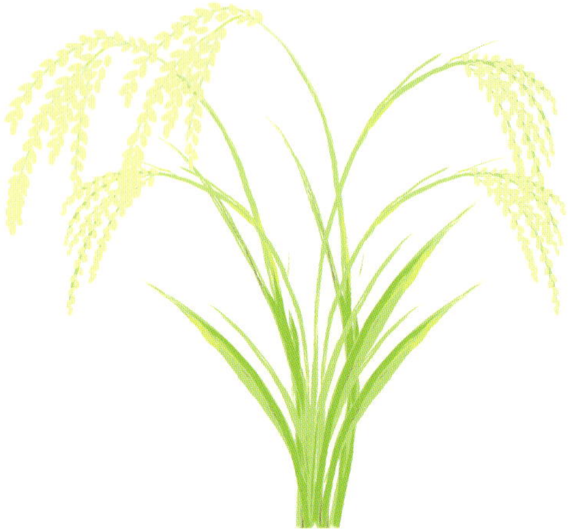

## 脳を元気にするお米

朝食に、お米を食べた日とパンを食べた日の精神状態を比べてみてください。

お米を食べた日の方が､良いアイディアが思いついたり、穏やかな精神状態が続いたりしませんか？　お米を食べると、やる気もアップします。

脳は、体の中では小さな一部分ですが、エネルギー消費量は一日必要量の約20％。しかも、エネルギー源となるのは、ブドウ糖だけです。

お米もパンもブドウ糖を含みますが、パンの方が消化が早く、血糖値が上がるのも下がるのも早いので、お昼になる前に、イライラしたり、集中の低下が起きてしまいます。お米は、消化に時間がかかるので、血糖値が安定します。

発芽玄米であれば、ブドウ糖をエネルギーに変えるために大切なビタミン$B_1$を白米の5倍も含みます。発芽玄米も、白米同様、スーパーマーケットなどでも簡単に手に入るので、「朝食は食べない」という人も、起きてすぐ炊き立てのご飯でおむすびを作り、2個ぐらい食べてみてください。ちょっとのことではイライラしなくなりますし、良いアイディアも浮かびやすくなります。

## お米はよく噛《か》むと甘くなり、記憶力も上がる

同じカロリーのご飯とパンを比べると、ご飯の方が噛《か》む回数も多く、「噛む」という行動の刺激は、脳を目覚めさせるのに効果的です。

脳血管が拡張され、血流が増えるので、ブドウ糖や酸素が十分に行きわたり、記憶力を司《つかさど》る海馬《かいば》も活性化します。

また、よく噛むと、唾液の分泌量も増え、アミラーゼという酵素が澱粉《でんぷん》質を麦芽糖《ばくがとう》などへ変化させるので、口の中のお米がより甘く、美味しく感じられます。同時に、パロチンという若返りホルモンも分泌されるので老化防止になりますし、精神が安定します。

## ライスケーキ（おもち）を食べると脳も体もポカポカ

ご飯と同じような効果をもたらす食べ物にライスケーキ（おもち）があります。

おもちの原料もち米は、白米よりも糖質もタンパク質も多い上、ついておもちにしたときに密度も濃く、粘りも強くなるので、食べたときに胃がポカポカして脳も体もあたたまります。

古くから「母乳がよく出るようになる」「病気が早く治る」と伝えられ、元気の出る食べ物の代表選手です。

## 雑穀米は微量栄養素の宝箱

雑穀米は、アワ・キビ・ヒエ・ハト麦・大麦・赤米・黒米・大豆・黒豆・小豆など、イネ科の穀物や豆類などを白米や玄米と一緒に炊いたものです。

雑穀の特徴はその生命力。害虫にも強く長期保存にも向いています。アワや大豆・黒豆・小豆は記憶力を高めるビタミンEが豊富。キビ・ヒエ・赤米・黒米などは、カルシウムやマグネシウムが白米の2～5倍で、精神を安定させ、落ち込み防止や、やる気アップに効果的です。はと麦は、コイクセノリドによる美肌効果があり、大麦は食物繊維が豊富で体調を整えます。

STORY 1

# 白いおむすびは、<br>ジャパニーズマジカルフード

　おむすびは、炊いたご飯を握ったものです。天地《てんち》開闢《かいびゃく》の日（世界が生まれた日）に、天之御中主神《あめのみなかぬしのかみ》に続き現れた2人の神様、高御産巣日神《たかみむすびのかみ》、神産巣日神《かみむすびのかみ》の名には「むすび」という言葉が含まれています。

「むすび」という言葉には、天地万物をも創造する霊力を「包み込む」という意味があります。

　日本では富士山をはじめ、山を守り神とする信仰も深く、山型に握ったおむすびには、神の力が宿ると考えられてきました。塩をふることで細菌の繁殖を抑えることができ、お守りにもなる携帯食です。

　おむすびは、昔話にもよく登場します。「おむすびころりん」が有名ですね。

　山で木を切っていたお爺さんがお昼におむすびを食べようとすると、一つがコロコロ転がって穴に落ちてしまいました。

　穴からは話し声が聞こえてきます。ふとした拍子にお爺さんも転がって穴に落ちてしまうと、中には白いネズミがたくさんいて、おむすびのお礼に大きな葛篭《つづら》と小さな葛篭を差し出しました。

お爺さんは小さな葛篭を持ち帰り、お婆さんと開けてみると、中には小判がたくさん入っていました。
羨《うらや》ましがった隣のお爺さんがまねをしましたが、よくばりだったので、かえってひどい目にあったというお話です。

古くから、ネズミは異界である根国《ねのくに》の住人で、ネズミの巣穴は、黄泉《よみ》の国《くに》への入口と考えられていました。
白いネズミは、富をもたらすという民間信仰にも由来したお話です。

お爺さんが落としたのは、お婆さんが作って持たせてくれた白いおむすびでした。
作り方は簡単ですが、大切な人に心を込めて作り、持たせてあげたいジャパニーズマジカルフードです。

幸せになるレシピ

# 発芽玄米おむすび

omusubi

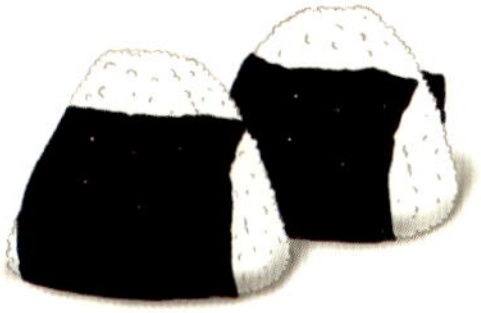

①発芽玄米を炊きます。
② ①の発芽玄米をラップに適量とり、梅干し、昆布などの具をのせます。
③具が中心に入るように三角に握ります。
④ ③に塩を適量振りかけます。
⑤ ④をのりで巻きます。

# 雑穀米高菜《たかな》炒飯《チャーハン》

takana cha-han

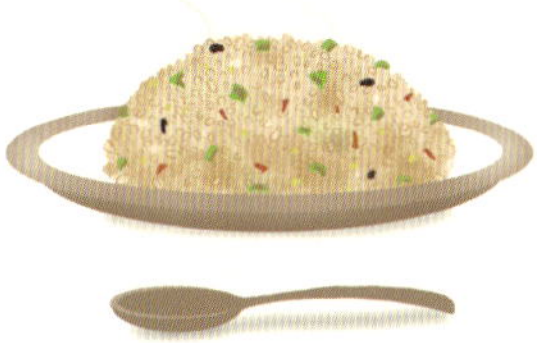

①雑穀米を炊きます。
②たまねぎ、にんじん、しいたけ、高菜をみじん切りにしておきます。
③フライパンに油をひき、卵1個を割り入れ、軽く炒めます。
④ ③に②を加えて炒めます。
⑤ ④に①の雑穀米も入れて炒め、塩・コショウで味を調えます。

Spiritual

# 1

## スピリチュアル・フード・エネルギー①バイオリズム

「バイオリズム」と聞くと、人間の知性・感情・身体が変動する周期や、運命判断の手法などを思い浮かべますが、広くは「あらゆる生命体の生命活動に関する様々な周期的変動」という意味があります。

バイオリズムにあった食事の取り方は、自然の摂理にマッチし、無理のない生命活動を実現します。

### Cosmos（宇宙）・Earth（地球）

宇宙とは、時空のことで、上下前後左右の三次元空間全体と過去現在未来の時間全体を意味します。あらゆるものが含まれ、観測可能な範囲をはるかに超えて存在すると考えられています。

宇宙の中で、地球という生命体は、太陽系の第三惑星。太陽の周りを楕円に近い円を描いてまわっています。

公転周期は約365日。季節変化は、太陽との距離が変わるからではなく、太陽の周りをまわるときの地球の自転軸の傾きにより起こります。

春・夏・秋・冬という周期的変動があり、そこに生きる動物たちは、それぞれの季節に合った活動をし、食べ、休息しています。

現代の人間社会では、冷暖房完備、野菜なども一年中入手することができますが、その土地の季節に合う食物を取ることは、宇宙という秩序の中にいる私たちにとって、とても大切です。

**Sun（太陽）**

地球は太陽の周りを自分も回転しながらまわっています。自転周期は約24時間。地球から見て、水平（地平）線から太陽が昇ると朝。頭上に見えるときが昼。再び沈むと夜になります。

日の出は「生」「復活」を意味し、朝日を浴びることで、体も心地よく目覚めていき、活動の準備ができます。日没は「死」「休息」を意味し、活動も鎮静へと向かいます。

多くの動物が、朝起き、日中活動し、夜になると休息をとります。

私たち人間は、消化や各器官を動かすのに必要な体内酵素を夜8時頃から翌朝4時頃までにつくるので、その間は食事を控え、ゆっくり過ごすほうが良いとされています。

また、食物を消化吸収し、エネルギーに変えるまでに2～8時間必要なので、翌日の午前中に使うエネルギーは、前夜8時までの食事でしっかり取りましょう。

朝食は糖類やすぐにエネルギーになるビタミン類、昼食は職種や活動に合わせた内容にし、夜にはまた、明日の午前中動くための食事を夜8時までに取る……といったリズムがとても自然です。

**Moon（月）**

月は、地球の周りをほぼ4週間の周期で公転しています。月の自転周期もほぼ4週間で、公転周期と同期しているため、地球上から月の裏側を見ることは、これからもずっとできません。

ふくらみ始めるときの月を新月と言います。半分膨らんだ様子は上弦の月。まるく見えるときが満月で、半分欠けてきた様子を下弦の月と呼びます。

月の引力により地球の海面の高さが変わることはよく知られています。血液も含め人間の体内には水分が多く、月のエネルギーの影響を受けています。

月の満ち欠けは、特に女性の体のリズムと関係が深く「新月の頃は、赤ちゃんが授かりやすい」「満月には、赤ちゃんが生まれやすい」という説もあります。

デリケートな女性のリズムと月の満ち欠けとを重ねて考えると、新月の頃は、浄化作用のあるお茶やファイバーを含む食品を取ると、心も体調も一度リセットできそうです。

満月に向けては、良質な栄養素をしっかり摂取し、新しい体をつくっていきます。満月の日にはエネルギーがあふれ、気持ちが高まるので、リラックス効果のあるハーブティやホルモンバランスを整える赤ワインなどを飲むといいのではないでしょうか。

次の新月へ向けての期間は、生まれ変わりの準備の時期なので、吸収してしまった余分なものを排出する解毒効果のあるお茶や、血液サラサラ効果のある柑橘《かんきつ》類などを取ることで、新しいサイクルへ向けての準備ができそうです。

**Life（命）**

人の100年ほどの生命活動にもリズムがあります。

生まれたばかりの頃は、ミルクや消化の良い離乳食、育ち盛りの頃はタンパク質や脂質など体を作る食べ物を欲し、食べる量も多くなります。

大人になってからは、食べる量も安定し、体調を整えるビタミン類や精神を落ち着かせるカルシウムなどを、より必要とするようになります。

年齢を重ねていくと、しだいに食べる量が減少、消化に良い食品を体が求めるようになります。

一個人の生命活動に注目してみると、そこには無数の生命体によるバイオリズムがからみあい、複雑に関係しています。

すべての生命体の存在を尊重し、宇宙の秩序の中、自然の流れに沿った食べ方をすることで、自分らしく心地よいリズムが身に付いていきます。

2

# 魚

Fish

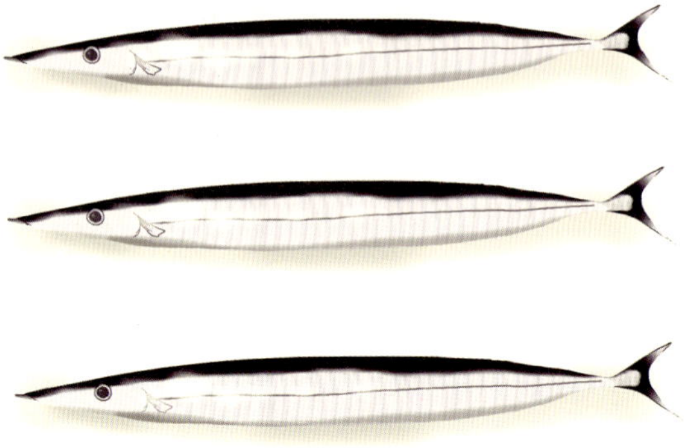

## DHAで脳の働きを活発に

「DHA（ドコサヘキサエン酸）という物質が脳にいい」という情報は、誰しも一度は耳にしたことがあるのではないでしょうか。

頭が良くなる栄養素の代表選手DHAは、体内で生成できないので、食べ物から摂取しなくてはなりません。

神経細胞（ニューロン）間の伝達部をシナプスといいます。そこからアセチルコリンという神経伝達物質を放出したり受け取ったりすることで、私たちは、思考・判断などを行っています。

DHAは、シナプスに多く含まれていて、神経伝達を活発にします。DHAが脳内で減少すると、判断力や思考力が衰えてしまいます。

DHAは、脳の中でも特に海馬《かいば》という記憶を司るエリアに多く存在しています。

DHAが十分に足りている状態を保っていると、記憶力がアップします。

DHAは、マグロなどの魚の脂《あぶら》に含まれます。

生きている限り泳ぎ続ける回遊魚、マグロは脂が豊富な魚で、頭部をまるごと焼いた「かぶと焼き」は、豪快な料理として人気です。

DHAの含有量が多いのは、目の周辺部分で、全体の30％にもなります。

## DHAで忍耐力もアップ

仕事に限らず、あらゆる場面で成功の鍵となるのは集中力です。集中力を可能にするのは、些細《ささい》なことではイラッとしない、安定した精神状態です。

その精神状態を維持する役割もDHAは担っています。

かんしゃくを起こしやすい人の血中には、DHAなどの脂肪酸が少なく、睡眠障害なども併発しやすいと言われています。

仕事をしていれば、努力や我慢は当たり前。忍耐力は一社会人として大事なパーソナリティの一つです。

ネガティブな事柄が起きても、落ち着いた精神状態で思考し、夜はぐっすり眠ることも大切です。

DHAは、1週間に10g程度必要です。お魚を積極的に食べ、活発で忍耐強い脳を育成しましょう。

## EPAで脳と体の調子を整える

サンマ、イワシ、サバなどに多く含まれる栄養素EPA（エイコサペンタエン酸）は、血液中の脂肪を減少させ、血液をサラサラにします。

血液を凝固させる血小板が血管につくのを抑《おさ》え、血管が詰《つ》まったり狭くなるのを防いでくれます。

EPAは、抗炎症作用やアレルギー症状抑制作用でも注目され、脳や体の調子を整えることで、体力増強に貢献する大事な栄養素の一つです。

# しめサバのマリネ

marine

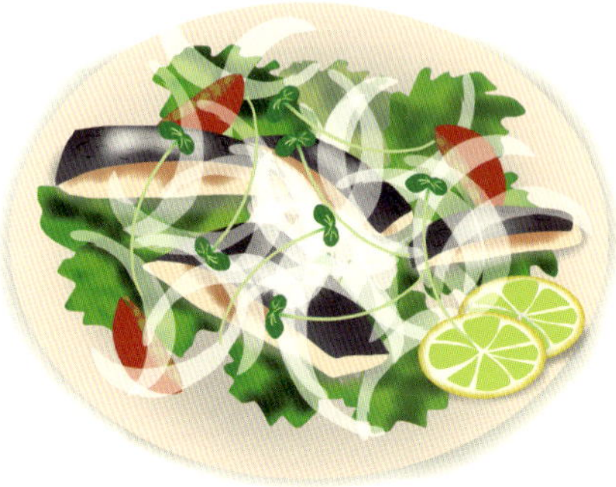

①市販のしめサバをスライスします。手作りする際は、三枚におろしたサバに塩をして2〜3時間つけこみ、一度流水で洗ってから、お酢に1〜2時間ほどつけこみます。

②たまねぎはスライス、にんじんは千切り、カイワレはちょうど良い長さに切ります。

③レタスの上に①のしめサバを並べ、②をのせます。

④ ③にレモンを絞《しぼ》り、オリーブオイルをかけ、塩・コショウで味を調えます。

⑤ ④にトマトを添え、食べる直前にあえます。

3

# モロヘイヤ

Mulukhiya

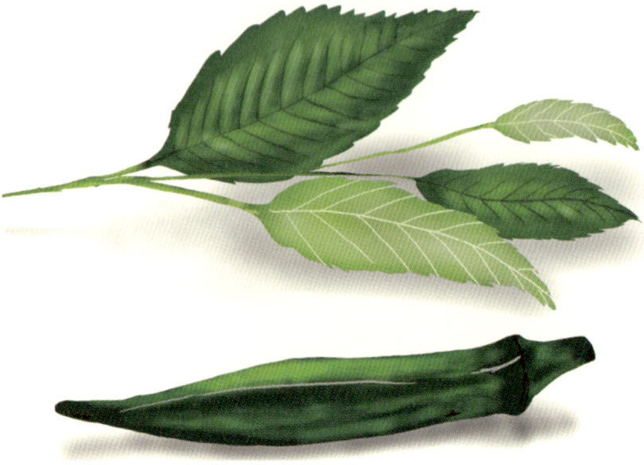

## DHAのウィークポイントをモロヘイヤで守る

脳の働きを活発にし、記憶力、思考力などに良い影響を与えるDHAですが、活性酸素により酸化され、過酸化脂質を作りやすいというのがウィークポイントです。

そのウィークポイントを防ぎ、DHAの効果を守るためには、β《ベータ》-カロチンを多く含むモロヘイヤなどの緑黄色野菜と一緒に取るのが効果的です。

$\beta$-カロチンは、活性酸素がDHAの酸化を防御するかのように、自分が酸化します。

そして、一度酸化しても、再びもとに戻ります。

モロヘイヤは、$\beta$-カロチンの含有量が野菜の中でもトップレベルで、ホウレンソウの5〜6倍です。

魚を食べるときは、モロヘイヤを使ったサイドメニューを添えましょう。

## ファラオ（王様）の野菜、モロヘイヤは奇跡のエネルギー源

モロヘイヤといえば、エジプト料理によく登場します。

エジプトでは紀元前から食べられていて、クレオパトラも好んで食べたと言われています。

古代エジプトで原因不明の重病になったファラオ（王様）が、モロヘイヤスープを毎日飲んだところ、奇跡的に快復したことから、アラビア語で「王様の野菜」と呼ばれるようになりました。

生命力も強い植物で、エジプト料理はもちろん、和食にも広く使われるようになった頼もしい栄養補給源です。

## モロヘイヤ・オクラの
## ネバネバエネルギーで脳も疲労回復

モロヘイヤ、オクラなどの粘り気には、「ムチン」という成分が含まれています。

ムチンは、胃壁を保護し、消化不良を防ぎ、正常な食欲を維持させます。

タンパク質分解酵素を持つので、タンパク質の効率良い消化・吸収を促し、疲労回復に効果があります。

また、コレステロールを下げたり、抗ウィルス効果、血糖値の上昇を防ぐなど、体調を整え、脳の機能も安定させます。

オクラは、ビタミン類、鉄分なども豊富です。

胃腸に疲れが出ると、精神的にも疲れやすくなるので、サッとゆでたオクラを使った料理などは、夏バテ予防にもなります。

# モロヘイヤのオムレツ

Omelet

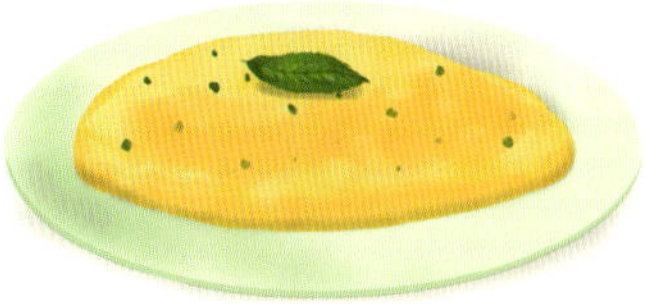

①卵2個を割り、軽く塩・コショウしてまぜておきます。
②ゆでて刻んだモロヘイヤを①に入れ、軽くまぜます。
③フライパンに少量の油をひき、②を流し入れ、形を整えます。
④上にモロヘイヤを飾ります。

# オクラ煮麺《ニュウメン》

nyu-men

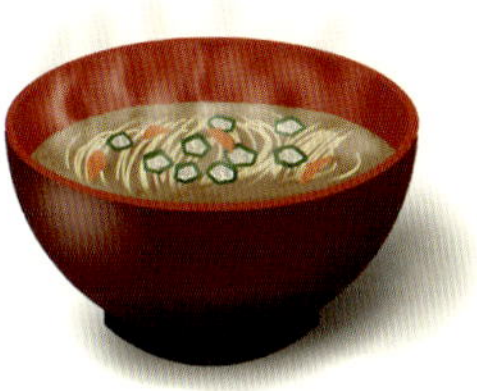

①オクラはさっとゆで、食べやすい大きさに切っておきます。
②鍋に水を入れ、ダシ昆布や鰹節などでダシをとります。
③②に酒、薄口醤油、みりんを入れ、味を調えます。
④そうめんをゆでます。
⑤ ③でつくったつゆ、④のそうめんを器に入れ、オクラをのせます。
⑥お好みで刻んだゆずなどをのせます。

4

# ナッツ・ドライフルーツ

Nut/Dried fruit

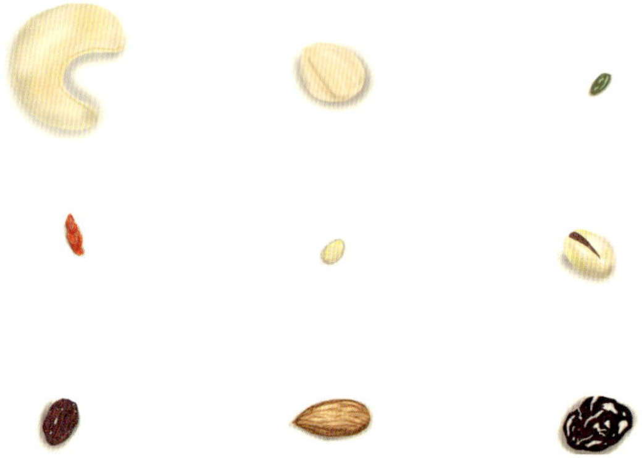

## 1日20gのアーモンドは、脳と精神の安定剤

脂溶性のビタミンEを多く含むナッツ類も抗酸化物質です。細胞膜で活性酸素をとらえ、酸化による神経細胞の機能低下を防ぎます。ビタミンEには、血液中の中性脂肪を減らす働きや、血行を良くする働きもあります。

アーモンドは、ナッツ類の中でも特にビタミンEが豊富で、20gのアーモンドには、成人が一日に必要な量の70％が含まれます。

ビタミンEは、不足するとホルモンバランスが崩れ、不妊やイライラの原因にもなります。
ナッツ類は、携帯もでき、ちょっとお腹がすいたときなどに手軽に取れる、脳と精神の安定剤です。

## 仙人食・松の実で不老長寿な脳に

松の実は、他にはないピノレン酸を含み、脂質の70%以上が不飽和脂肪酸です。ピノレン酸は、食欲を抑制するホルモンの分泌を促すので、食べすぎ防止に効果があります。アトピーやアレルギーの原因にもなるリノール酸の酵素を抑える働きもあるので、かゆみの発症を防ぎます。
松の実はカリウムも豊富。ピノレン酸との相乗効果で赤血球の柔軟性が高まり、血流も良くなり、脳や体の隅々まで代謝を高めてくれます。
韓国の薬膳スープ、サムゲタンには必ずといっていいほど入っている松の実。食べ続けると仙人になれる「仙人食」と伝えられていて、血管壁についた脂肪を体外へ排出し、記憶力も高め、滋養強壮にも効き、不老長寿の食べ物と言われています。効果の高い食べ物ですが、食べすぎには注意が必要です。

## クコの実で、体も脳もエネルギッシュに

中華料理屋さんで杏仁豆腐を頼むと赤い実がのっていま

す。杏仁豆腐はもともと喘息《ぜんそく》に効く薬膳デザートで、コレステロールを下げるクコの実をのせると、彩りも良く薬膳効果も高くなります。

クコの実は中国では漢方薬にも使われてきました。

ベタインなどのアルカロイドが含まれているため、疲れた神経を興奮させ、エネルギッシュな気分になるという効果があります。

神経伝達を敏感にし、脳を活性化するグルタミン酸、活動的な体質を維持するアルギニン、エネルギーとして非常に使用されやすいアスパラギン酸など、必須アミノ酸も豊富に含まれています。

中国には、「旅に出る夫にはクコの実を食べさせるな」という言葉があります。

クコの実にはエネルギッシュにする効能があるので、エネルギッシュになった夫が旅先で浮気をしたらどうしよう……と心配した可愛らしい女心からの言い伝えです。

李時珍《りじちん》の『本草綱目《ほんぞうこうもく》』という薬学の名著には、「長寿の妙薬」と書かれています。

## ドライプルーンは脳と体を守る優しい万能選手

プルーンは西洋スモモの一種です。2000年と歴史は古く、発祥の地は、黒海とカスピ海に挟まれた、カフカス山脈を取り囲む低地、長寿で有名なコーカサス地方です。優れた薬効により貴重な果実として大切にされてきました。

発酵させずに乾燥させたものがドライプルーンで、生果よりも栄養価が高く、様々な効果が期待できます。

プルーンに含まれる水溶性植物繊維のペクチンには整腸作用があり、体のリズムを整えてくれます。

鉄分も豊富で、ミネラル・ビタミンなど、栄養素のサポートもあり、貧血を防ぎます。特に、豊富に含まれるビタミンCは、鉄分の吸収を強力に高めます。

筋肉の収縮や心筋の正常な活動を支えるカリウムも摂取できます。

さらに、強い抗酸化力のあるプロアントシアニジンを含み、脳や体を守ってくれます。

ほどよい自然の甘味と優しい爽やかさのある酸味には癒し効果もあり、疲れもとれるので、ブレイクタイムの軽食にもおすすめです。

## ナッツ・ドライフルーツで手軽にセルフコントロール

ナッツ・ドライフルーツ類には、ビタミンEが豊富なものが多く、抗酸化作用で注目されていますが、他にも様々な薬効が期待できます。

ピスタチオナッツは生活習慣病を予防するオレイン酸を多く含み、食物繊維も豊富。

ピーナッツは、脳を活性化し記憶力を良くするレシチン、良質なたんぱく質などを含みます。

ヘーゼルナッツは、精神を安定させるカルシウムや貧血の予防になる鉄分を多く含みます。

干しぶどうには、カリウム、食物繊維、カルシウムなどのミネラルのほか、疲れを回復させる酒石酸《しゅせきさん》も含まれています。

ドライ杏子《あんず》は、鉄分、カルシウム、ビタミン、ミネラルなども豊富な上、抗酸化作用のある$\beta$-カロチンも多く含んでいます。

ドライいちじくには、鉄分、カルシウム、カリウムなどのミネラルが非常に多く含まれ、ホルモンバランスも整えてくれます。

ナッツやドライフルーツは、見た目も可愛く、保存もきき、携帯できるので、いろいろな種類を揃えておき、脳や体の状態に合わせて10～20g程度食べてみてください。簡単にセルフコントロールができるようになります。

また、大変栄養価が高く、食べすぎると「のぼせ」などが起こることもあり、「カビ」などの発生も問題視されています。無農薬のお店や信頼できるお店で購入し、ほどほどに食べることをおすすめします。

# クコの実ケーキ

cake

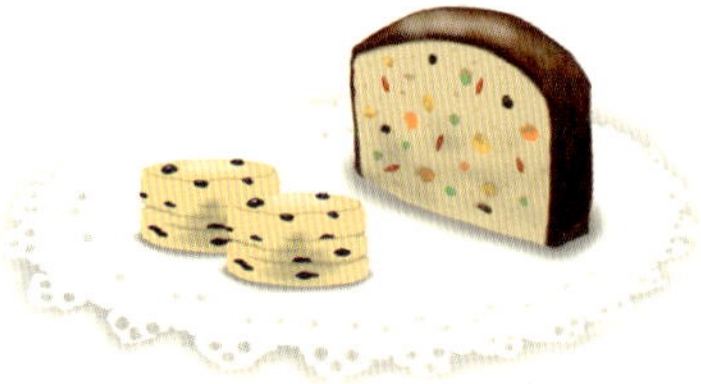

①常温に戻したバター100gを泡だて器でよくまぜます。
②砂糖100gを何回かに分けて①にまぜていきます。
③といた卵（小2個）を何回かに分けて②に加え、まぜます。
④小麦粉100gとベーキングパウダー2g、塩1gを一緒にふるって③にさっくりとまぜます。
⑤ ④にクコの実などのドライフルーツを加えます。
⑥パウンドケーキ型に薄く油をひき、⑤を流し入れ、160度のオーブンで40～45分焼きます。

# プルーンスコーン

scone

①強力粉100g、薄力粉100g、ベーキングパウダー5g、砂糖20g、塩ひとつまみをフードプロセッサーでまぜます。
②室温に戻したバター60gを①にまぜます。
③卵1個、牛乳50ccを何回かに分けて②にまぜ、軽くこねます。
④ ③に細かく切ったドライプルーンを適量まぜます。
⑤ ④をラップに包み、20分程度冷蔵庫でねかせます。
⑥ ねかせ終えた⑤を、2センチ程度の厚さの好きな形にまとめ、180度のオーブンで20分程度焼きます。

5

# フルーツ・野菜ジュース

Fruit/Vegetable juice

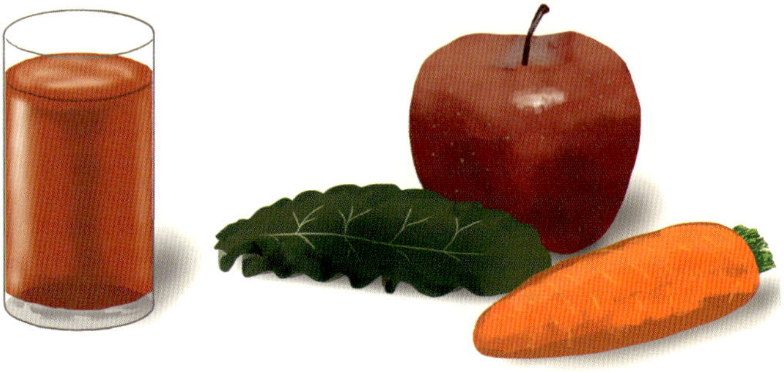

## フルーツ・野菜ジュースで
## 脳の機能低下をシャットダウン

脳は、体の中でも特に大量の酸素を消費するので、活性酸素が発生しやすいという傾向があります。

活性酸素は脳に多く含まれるDHAなどの不飽和脂肪酸と結びつき、過酸化脂質となります。この過酸化脂質は細胞膜にダメージを与え、神経細胞の機能低下を招きます。

過酸化脂質は血管壁に付着して、血管の内腔《ないくう》を狭くし、血流を悪くするなど、血流にも影響を及ぼします。

脳の血管が詰まると、酸素や栄養が十分行き渡らず、脳の機能低下が起こります。狭心症や脳梗塞などのリスクも高くなってしまいます。

フルーツや野菜には、活性酸素による悪影響をシャットダウンするビタミンCやβ-カロチンといった抗酸化物質が豊富に含まれています。

最近では、簡単で機能的なジューサーが販売されていますので、フルーツや野菜を使った生ジュースを作り、効率的に体内に取り入れましょう。

## フルーツの酵素で体も気分もすっきり爽快

朝からすっきり動き出したいとき、気分をリフレッシュしたいときなど、朝食前・間食用としても、フルーツを絞《しぼ》ってつくる生ジュースは最適です。

フルーツに豊富に含まれる酵素には、消化を助ける作用があるので、朝食を多めに食べても、フルーツも一緒に食べていれば、胃もたれなども防ぐことができます。

オレンジなど柑橘《かんきつ》系のフルーツを使ったジュースは、爽快な気分をもたらし、含まれる糖質が早く分解されるので、脳の機能維持だけでなく、エネルギー源としても効果があり、一緒に食べたものの消化も助けます。

## ビタミンCで記憶力を強力サポート

水溶性の抗酸化物質であるビタミンCは、血液に溶け込んで活性酸素の発生を抑制し、脳機能の低下を防ぎます。

ビタミンCは、神経伝達物質の合成にも使われる栄養素ということがわかっていて、血液中のビタミンC濃度が高い人の方が、記憶力の低下も起こりにくいという傾向があります。

ビタミンCの豊富なフルーツの代表といえばキウイフルーツ。
一つ食べるだけで、成人一日に必要なビタミンCの80%を取ることができます。

## トマトスープで体調を整え サビない脳に

トマトに含まれるリコピンには、活性酸素を消し去ってくれる力がβ-カロチンの2倍もあります。
トマトには、体の生理機能を整えるために必要なビタミン類や、体の組織を作るために不可欠なミネラルなども、バランスよく含まれています。

トマトの加工品である缶詰は、生のトマトよりも、ビタミンやミネラルが豊富です。リコピンは油と一緒に取ると吸収されやすくなるので、缶詰のトマトでスープを作る際には、オリーブオイルなどを使い、より効率的に摂取するようにしましょう。

ビタミンCは、熱に弱いため、サラダやトマトジュースも添えるとより効果的です。

STORY 2

## トマトの歴史旅

「トマトが赤くなると医者が青くなる」ということわざがあるように、優れた栄養素のトマトは、日本を含む世界各国で栽培され、好んで食べられています。もともと世界中に生息していた植物なのでしょうか……。

500年以上も前からトマトは、アンデス高原で野生種として自生していました。

人や鳥などによってメキシコへ運ばれ、食用としての栽培がはじまります。

1492年のコロンブスによる新大陸発見後、スペインの征服者エルナン・コルテスがスペインに持ち帰り、イタリア・イギリス・アメリカなどに広まりました。

日本に渡ってきたのは江戸時代です。

羅針盤《らしんばん》や巨大帆船《はんせん》などの発明により、急激に盛んになった大航海時代に広く世界に広まったトマト。もともとは観賞用でした。

「果物か野菜か」という論議が盛んになり、アメリカでは裁判になったこともあるという、ドラマチック・ポピュラー・ベジタブルです。

# ベジタブル
# ミネストローネスープ

minestrone soup

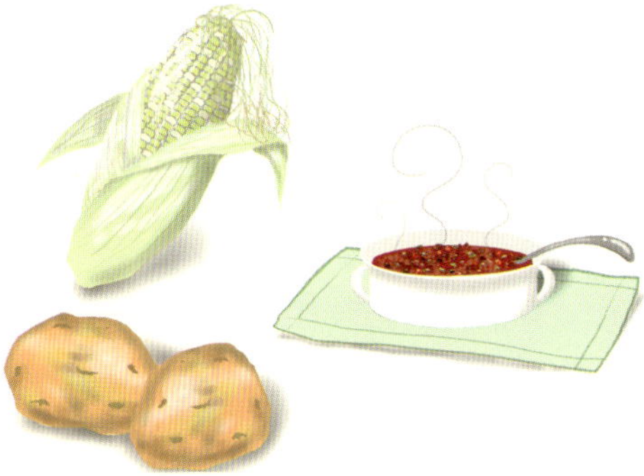

①たまねぎ、にんじん、しいたけ、キャベツ、ジャガイモ、ベーコンなどの野菜を１センチ四方程度の大きさに切ります。
②小さめのマカロニ、とうもろこしを少し固めにゆでておきます。
③鍋にオリーブオイルを引き、①を入れて炒め、水、固形スープ、トマトの缶詰め、ローリエを入れて煮ます。
④ ③に②のマカロニ、とうもろこしを加えて一煮たちさせ、塩・コショウで味を整えます。

6

# 山芋

Yam

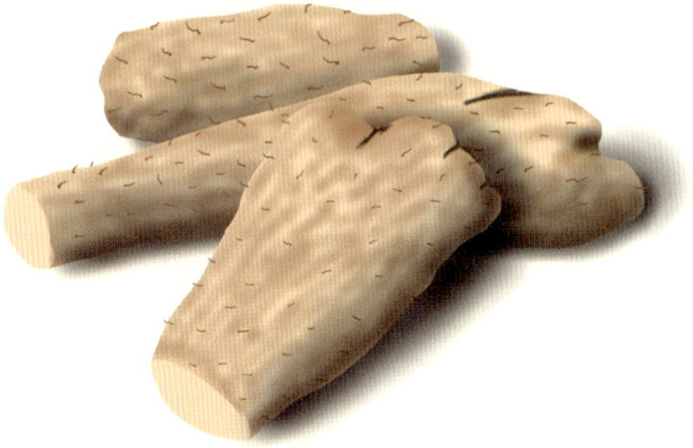

## 山芋《やまいも》のアミラーゼで脳の疲労回復力アップ

山芋は、細長いもの、扇《おうぎ》型のようなもの、丸いものなど、いろいろな形をしています。

でんぷんを多く含みますが、炭水化物分解酵素アミラーゼがでんぷんの消化を助けるため、生で食べることにも向いています。

麦ご飯にすりおろした山芋をかけた「麦とろ御飯」など、山芋と一緒に食べると、消化しにくいものも、消化吸収しやすくなるため、胃の負担も少なく、良質な栄養が早く行きわたり、新陳代謝を活発にし、脳の疲労も回復させます。

## 山芋の主な３種とそれぞれの効能

日本人がよく食べている山芋は、主に3つの種類があります。栄養価は似ていますが、それぞれ特徴もあります。

長芋《ながいも》は、丸い筒状をしていて、粘りが弱くやや水っぽいので、千切りにして食べるなど、サラダにも向いています。

ビタミンCが豊富で体調を整えます。

銀杏芋《いちょういも》は、イチョウの葉のような形をしています。関東では大和芋《やまといも》とも呼ばれ、粘りが強く、とろろに向いています。

ビタミン$B_1$、ビタミンCが豊富で、解毒作用、精神安定効果があります。

捏芋《つくねいも》は、ボールのようなまるい形をしています。関西では、これを大和芋《やまといも》と呼んでいます。粘りがとても強く、味が濃いのが特徴です。

食物繊維、カリウムなどが豊富で、消化酵素の働きも高く、滋養強壮や美容にも良いとされています。

# 山芋は伝統あるスタミナ食

世界に600種類もあると言われている山芋ですが、歴史も古く、日本では縄文時代から食用にされ、お米よりも長く食べ続けられています。

亜鉛、カリウム、鉄などのミネラル成分やビタミン類なども豊富で、ムチンにより胃壁も守られるため、体力回復に効果的で、漢方では、山芋のことを「山薬《さんやく》」と呼び、糖尿病や滋養強壮の薬として、活用されてきました。

日本の文学にも、精力剤としての記述が複数残されているほど、元気の出るスタミナ食で、脳も活性化し、がんばりを維持させます。

ねばりけの強い山芋を使ったお好み焼きは、野菜もたっぷり取れ、芋類が嫌いな人にも人気のあるエネルギーメニューです。

幸せになるレシピ

# 山芋のお好み焼き

okonomiyaki

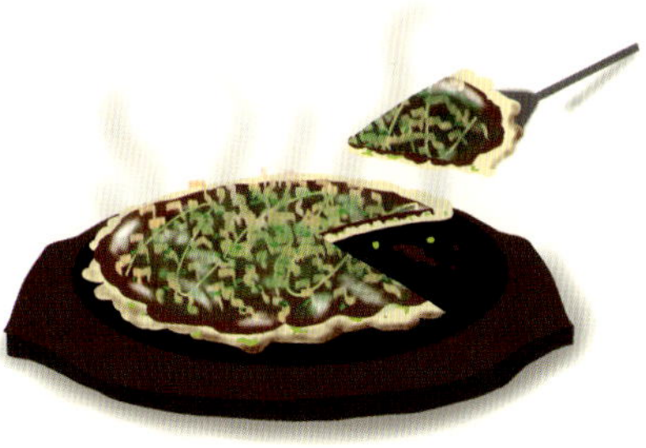

①キャベツ、ネギ、にんじんなどを刻みます。

②豚肉やイカなど100g程度を、一口大に切ります。

③山芋1本は皮をむき、すりおろします。

④お好み焼き粉に適量の水を加え、卵を割り入れます。

⑤ ④に、①②③を加え、さっくりまぜます(お好みで、天かすやチーズなども)。

⑥鉄板に油をひき、⑤をまるく平らに流し入れ、焼きます。

⑦片面に焦《こ》げ目がついたら、ひっくり返してもう片面を焼きます。

⑧焼きながら、ソースとマヨネーズで調味し、青のり、かつおぶし、紅しょうがなどをのせます。

# 昆布

Seaweed

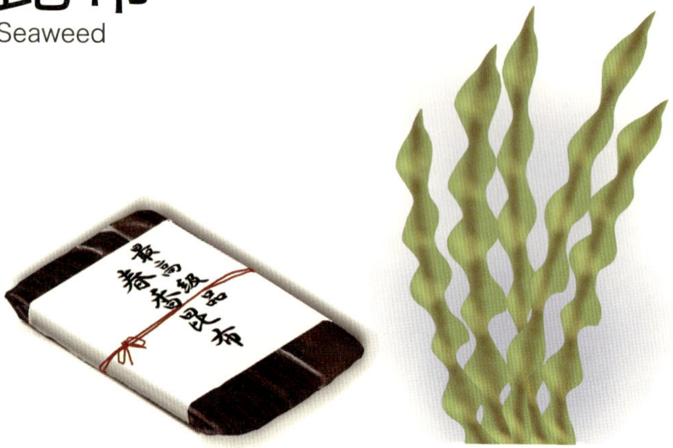

## 昆布《こんぶ》のぬめり成分とうまみ成分は脳と体に大事な栄養素

昆布には、独特のぬめりがありますが、その成分には、アルギン酸など、天然の水溶性食物繊維が含まれています。

アルギン酸には、塩分を吸着させることで血圧を下げたり、血糖値の抑制やダイエットなどの効果があります。

うまみ成分はグルタミン酸で、脳の神経伝達成分にもなる成分です。

脳の機能を妨げるアンモニアを無毒なグルタミンに変え

たり、食塩などの有害元素を体外へ排出させる働きもあります。

エネルギー代謝も促進させるので、脳や体の疲労回復にも貢献しています。

昆布の歴史は古く、戦国時代には、「喜ぶ」という語源から、出陣式に用いられていました。

今でも結び昆布などは、お祝いの席に並びます。

酢につけて柔らかくし、糸状に削った「とろろ昆布」、黒酢と調味料で味付けした「酢昆布」、醤油《しょうゆ》、みりんなどの調味料で煮てから塩をまぶした「塩昆布」など、加工品も豊富です。

おやつ昆布は、噛みごたえがあるので、咀嚼《そしゃく》による脳への刺激にもなり、眠気覚ましやリフレッシュ効果があります。

## 微量栄養素ヨードでいきいき安定した脳に

昆布には、甲状腺ホルモンの主原料となるヨードも豊富に含まれています。

一日に必要な量は0.1g程度と微量ですが、体にはなくてはならないミネラルです。

甲状腺ホルモンは主に細胞の代謝機能や自律神経をコントロールしています。

血中の甲状腺ホルモン不足は、肌あれ、落ち込みなどの原因になりますので、毎日の食事の中でヨードを適量摂取することは、いきいきとした雰囲気や安定した精神を保つのに必要です。

また、昆布にはミネラルやビタミン、鉄分も多く含まれており、ヨードの代謝機能をさらにスムーズにします。

慢性甲状腺炎、妊娠中など、ヨードの過剰摂取をさけたほうがいい場合がありますので、体質・体調などによって、専門家の指導のもと摂取したい栄養素でもあります。

# 塩昆布のつけもの

tukemono

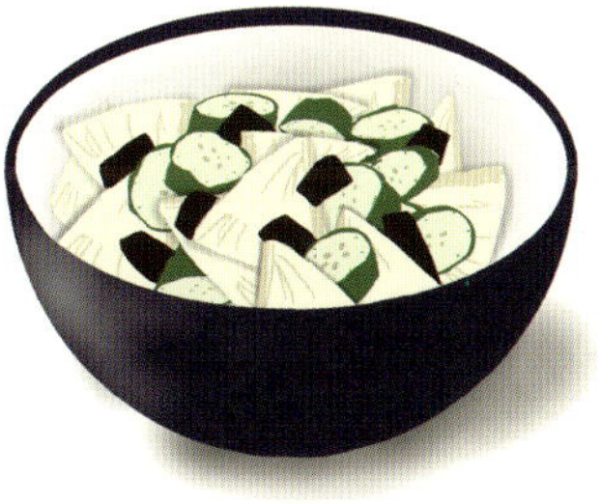

①大根、きゅうり、にんじんを乱切りにします。
②しょう、ゆず、みょうが、しそ少量を千切りにします。
③ ①②と塩昆布をビニール袋に入れて、軽くもみ、冷蔵庫で20分休ませます。

8

# 緑茶
Green tea

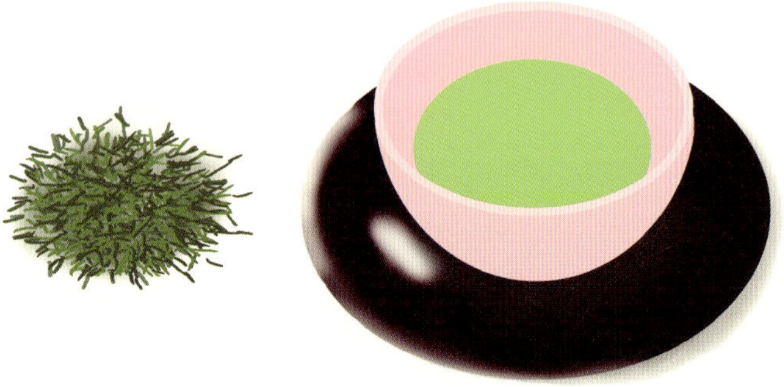

## お茶の渋み成分カテキンは優れた抗酸化物質

私たちの体重の50～70％は水分で、一日に2.5リットルの水分が出入りしています。飲み物からは1～1.2リットル程度の摂取が必要です。

水分を取ることは、新陳代謝を促《うなが》し、脳にも良い影響があるので、食事と食事の間には、積極的に良質な水分補給を心掛けたいものです。

脳は体の他の部分に比べ、9倍も酸素を消費するため、活性酸素による悪影響を受けやすく、脳細胞の流動性の悪化により、機能低下が起きてしまう可能性があるので、食事以外の時間にも、抗酸化物質の摂取をお勧めします。

緑茶に含まれる渋み成分カテキンは、大変強力な抗酸化物質で、ビタミンEの約50倍の効果があると言われています。

水分として緑茶を飲むことで、記憶や思考を司《つかさど》る人間らしい脳（大脳皮質）、海馬《かいば》、小脳などにある過酸化脂質を減少させることができます。

ノンカロリーですし、私たち日本人にとっては、味もなじみ深く、習慣的に摂取しやすい栄養素です。

## お茶特有の穏やかな脳活性効果

お茶1杯には、25mg程度のカフェインが含まれ、比較的強い興奮作用が見込まれますが、飲んでもさほど強い覚醒を感じることはありません。

お茶に含まれる特有成分テアニンには、脳をリラックスさせる作用があると言われていて、カフェインの興奮作用を穏やかにとどめる働きをします。

また、テアニンには脳の神経細胞を保護する働きもあります。

お茶のルーツは中国ですが、古くから禅寺などで修行中の眠気を払う飲み物としても使われていました。

日本にお茶の文化が広がったのは、日本臨済宗《りんざいしゅう》の開祖、明菴栄西《みんなんえいさい》が中国から苗木を持ち帰ってからと、伝えられています。

最初は、戦場で苦いほど濃いお茶を眠気覚ましにするなど、薬として飲まれることが多かったようです。

その後、栽培が盛んになり、茶道とともに茶道具や作法なども広まってゆき、招く側と客側の精神的交流に使われるようになりました。

# 抹茶パフェ

parfait

①器にシリアルを平らに入れます。
② ①に抹茶アイスをのせます。
③ ②にゆであずきを添えます。
④ ③の上から生クリームをしぼり、抹茶の粉をかけます。

Spiritual
# 2

## スピリチュアル・フード・エネルギー②マクロビオティック

マクロビオティックとは、アメリカを中心に世界各国で多くの人に取り組まれている「食事法」をベースにした哲学的アプローチです。語源は、ギリシャ語で「マクロビオス」。「大いなる生命」といった意味があります。

マクロビオティックの根本には「陰陽思想」があり、日々生きている環境の中で、陰・陽どちらも過不足なく、調和した食事をとることを推奨しています。

「陰陽思想」とは、「陰と陽も元来は一つのもので、相反する性質を持ちながらも、単一では存在しえず、互いがあってこそ存在でき、あらゆるものは、陰と陽のバランスで成り立っている」という考え方です。

体の機能や食べ物も陰と陽に分かれ、その調和を図ることが、マクロビオティックのポイントとなります。

私たちは、太陽系の地球という惑星で生まれた一つの生命体です。宇宙という大きさから見れば、時間的にも空間的にもほんの小さな点にすぎませんが、確かに存在し、宇宙の一部を担っています。

宇宙の一部として自然と調和し、陰と陽をバランス良く食べて生きるとき、意識は万物への感謝へと向かいます。マクロビオティックの取り組みは、健康維持はもちろん、精神状態も高めます。

また、マクロビオティックでは、「身土不二《しんどふじ》」の思想も重視しています。

これは仏教の思想で「自分の足で歩ける範囲の地元の食材を食べることが、その場で生命活動をしている人間にとって良い影響がある」という考え方を基本としています。身（人間）と土（環境）は、密接な関係があり、不二（別々には存在しない）であるという意味です。

具体的には、できるだけ国内で取れるものを使った、玄米や野菜が主となる食事法です。

脳や意識との関わりからみていくと、マクロビオティックの食事法には、玄米、芋類などが多く登場し、神経や脳の状態を落ち着かせる働きのあるビタミンB群や、自律神経に作用するドーパミンなどが豊富に含まれます。免疫力を高めるアルギニンや、疲労回復効果のあるサポニンなどの栄養素も無理なく摂取できます。

消化吸収が良く体も温まる食べ物が多いので、代謝が高まり、精神を安定させ、良質な睡眠を促します。それにより、生活にリズムができ、起きている間の健全な脳活動が実現します。

マクロビオティックは、人間が本来持っている生活のリズムを整え、ミクロコスモスと呼ばれる脳の活動を安定させ、精神性を高め、宇宙と調和した幸せをもたらします。

9

# 豆類

Beens

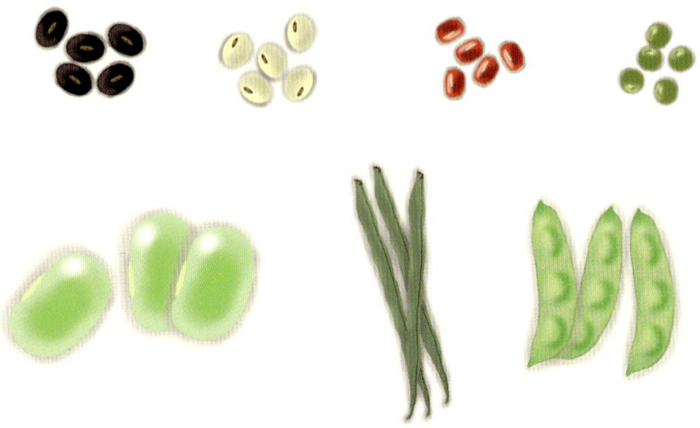

## 大豆レシチンで理解力を強力アップ

　私たちは、毎日大量な情報を入手し、判断し、対応しています。

　意識していなくても、じっとしていても、脳は活発に働いています。常にベストな判断、対応をするためには、入手した情報を理解する力がとても大切です。

　理解力のベースとなるのが、入手する情報を整理し格納する記憶力。

　その記憶力を高めると考えられている栄養素が、大豆に含まれるレシチンです。

脳には千数百億個もの神経細胞(ニューロン)があり、複雑で巨大なネットワークを作っています。

また、神経細胞の10倍もあるグリア細胞は、神経成長因子や栄養因子などを分泌し、神経細胞に栄養を供給するなど、神経細胞の維持や再生をサポートしています。

このグリア細胞はレシチンを大量に含んでいることがわかっています。

脳の中でも特に理解力にとって大事な海馬《かいば》の働きには、神経伝達物質であるアセチルコリンの合成が重要だということがわかっていますが、アセチルコリンは、直接脳に入れないので、そのまま取っても脳のエネルギーになることができません。

なので、体内の代謝によりアセチルコリンを生成できる脂質、レシチンを取ることが大切になります。そのレシチンを豊富に含む食品が大豆なのです。

## 豆腐は世界へ羽ばたいた ジャパニーズヘルシーフード

豆腐は、水にひたして柔らかくした大豆をすりつぶし、こして豆乳にし、にがりなどで固めたものです。

豆腐には「もめんごし」と「きぬごし」があります。

「もめんごし」は、一旦《いったん》豆乳を凝固させてから崩し、布を敷いた型に入れて重しをのせて固めたものです。

豆乳全体をそのまま固めたものが「きぬごし」。絹でこすわけではなかったのですね。

タンパク質が豊富で消化吸収が良く、水分も多く含んでいるので、脱水症状の予防にもなり、夏バテなどにも効果的です。

タンパク質やカルシウムは「もめんごし」の方に多く含まれ、ビタミン類やマグネシウムは「きぬごし」の方に多く含まれます。

動物の命を奪ってはならない僧侶たちにとって、大事なタンパク源だった豆腐は、精進料理のメニューに欠かせません。

低カロリーで、良質なタンパク源となる「TOFU」は、「畑の肉」とも呼ばれ、自然食ブームの影響もあって世界へ広がり、豆腐ステーキ、豆腐アイス、豆腐チーズケーキなど、欧米のメニューにも応用されています。

## 納豆のナットウキナーゼで脳にもサラサラな血液を

納豆には、もちろん大豆レシチンがたくさん含まれています。さらに、アミノ酸、ビタミンB群、ビタミンKなどの栄養素に至っては、原料である大豆のときよりも大幅に増加していることがわかっています。

脳が正常に機能するためには、栄養分はもちろん、十分な酸素や血液も必要です。

納豆に含まれる酵素、ナットウキナーゼは血管の中にできる血液の塊を溶かす効果があるので、サラサラで健康な血液を脳に送り込むことができます。

卵黄にもレシチンは多量に含まれていて、アセチルコリンの合成に不可欠なビタミン$B_{12}$も多く含みます。

納豆卵かけご飯は、ナットウキナーゼ、レシチン、ビタミン$B_{12}$のトリプル効果で、脳にサラサラの血液を送り込み、記憶力、理解力、判断力などをアップさせる手軽なパワーメニューです。

納豆は、ナットウキナーゼなど特殊な栄養素を含む効能の高い食品ですが、抗血液凝固剤を服用中の方などは、マイナスに働く場合もあるので、体質・体調などによっては、専門家の指導を受けた上での摂取をおすすめします。

## 豆類は可愛くて頼りになる、愛されマルチフード

大豆だけでなく豆類は、タンパク質、ビタミン類、ミネラ

ル類など、栄養素が豊富です。

それぞれに特徴もあり、例えば大豆を未成熟のうちに収穫したえだ豆は、ビタミンCやカロチンなど、大豆になるとなくなる栄養素が豊富で、体調を整える効果があります。

グリンピースには、脳を活性化し、集中力を高めるレジンが含まれますし、そら豆の皮には、神経刺激作用のあるチラミンの原料となるチロシンが含まれます。

ひよこ豆は、疲労回復に効果のあるビタミン$B_1$が豊富。

豆類は、さっとゆでてサラダにしても、見た目も可愛く、それぞれが体や脳にとって大切な栄養素を持つ、「愛されマルチフード」です。

また、豆類は大変栄養価の高い食品ですが、大豆は食べすぎると体を冷やすなど、過剰摂取がマイナスに働くものもあるので、体質・体調などにより、適度な摂取を心掛けてください。

# 豆カレー

curry

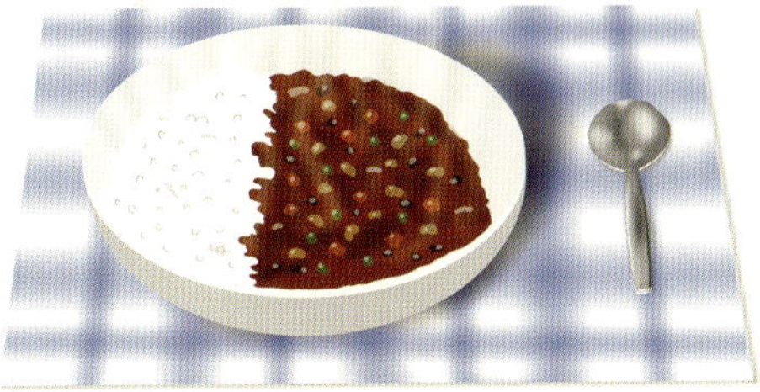

①ミックスビーンズの水煮1缶を、さっと水洗いしてザルにあけておきます。
②えだ豆は固めにゆで、さやからとりだしておきます。
③たまねぎ、にんじん、ジャガイモなどの野菜をさいの目切りにします。
④牛または豚のひき肉200g程度に、塩・コショウします。
⑤油をひいた鍋に①②③④を入れ、炒めます。
⑥ ⑤に水適量とローリエ3枚を入れ、10分ほど煮ます。
⑦ ⑥にカレールーを割り入れ、さらに10分ほど煮込みます。

10

# にんじん

Carrot

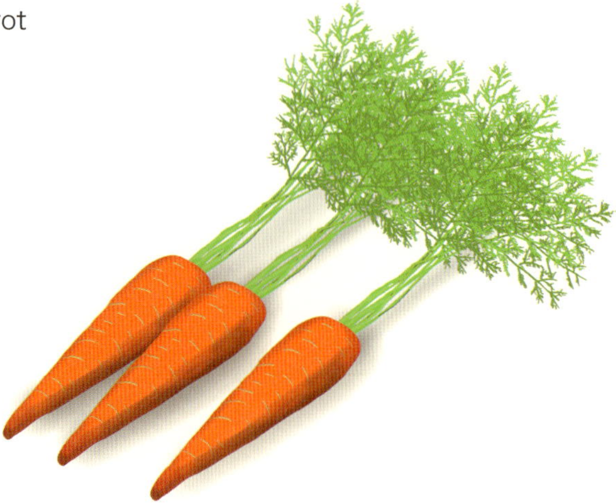

## にんじんはカロチンの代表選手

「にんじん」は英語でキャロット。カロチンという栄養素の名前は「キャロット」に由来しています。

にんじんはカロチンが摂取できる食品の代表選手。β《ベータ》–カロチンが特に多く含まれています。

このβ–カロチンはガン抑制作用もあり、強い抗酸化作用により、動脈硬化や心筋梗塞の原因となる活性酸素の働きを防いでくれます。

カロチンは皮にたくさん含まれているので、皮ごと調理できるメニューを工夫してください。

β–カロチンは、体内に入ってビタミンAに変化し、免疫力をアップしてくれます。その際、β—カロチンは、体内で必要なだけビタミンAに変化し、残りは抗酸化物質として働くという無駄のないシステムを持っています。

ビタミンAは、脳の機能にも大きく影響する眼精疲労やドライアイにも効果が期待できます。

## にんじんの葉っぱで免疫力を効果的にアップ

にんじんは、カリウムなどの栄養素も豊富です。

カリウムは、不必要なナトリウムを体の外に排出し、高血圧を防ぐのに役立ちます。

また、食物繊維も豊富で、体調を整える効果もあります。

にんじんは、葉がついていない状態で売られていることが多いのですが、葉もとても栄養価が高いので、ぜひ食べてみてください。

ビタミンA、たんぱく質ともに2倍以上、カルシウムは5倍以上、根よりも葉のほうが多く含まれます。

# 名前のルーツは高麗人参《こうらいにんじん》

にんじんは、主にオレンジ色の部分を食べますが、セリ科で、根菜《こんさい》には珍しく緑黄色野菜に分類されます。

名前のルーツは「高麗人参」です。人間のように手足がはえた形をしている「高麗人参」が、栄養価が高いと好まれたことからその名がつき、にんじんも、見た目が似ていることから、そう呼ばれるようになりました。

高麗人参は、ウコギ科の多年生植物で、にんじんとは異なる種類の植物です。
ジンセノサイドと呼ばれる栄養素が多く含まれ、滋養強壮に効果があります。日本でも古くから生薬《しょうやく》として用いられてきました。

植物としての種類は違いますが、どちらの「人参《にんじん》」もそれぞれ栄養価が高く、多くの人に好まれています。

また、「にんじんが苦手」というお子さんもいるかもしれませんが、匂いに関する品種改良が進み、いま食卓に並ぶにんじんは、とても食べやすくなっています。

幸せになるレシピ

# にんじんのピクルス

pickles

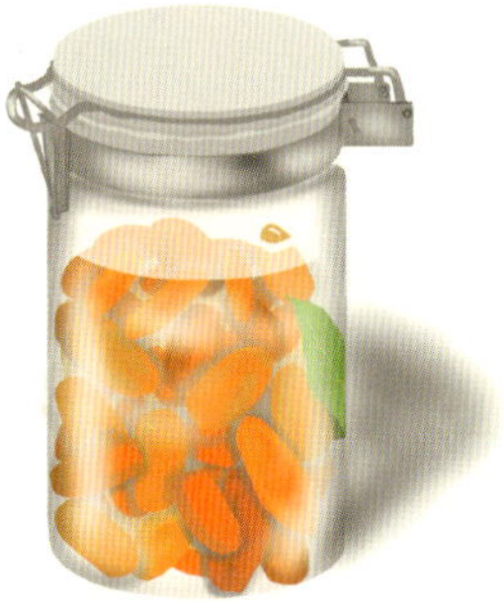

①にんじん2本を食べやすい大きさに切る。
② ①に塩小さじ2杯をかけ、ビニール袋に入れてよくもみます。
③ ②の余分な水分をすて、酢大さじ4杯、オリーブオイル大さじ2杯、砂糖大さじ2杯、コショウ少々、ローリエ3枚を加え、軽くもみます。
④密封容器に③を入れ、バジル、しょうがなどもお好みで加え、一晩寝かせます。

11

# 明日葉

Angelica keiskei

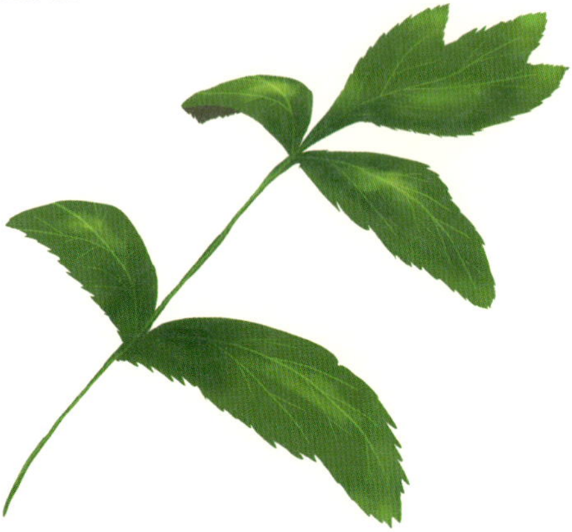

## 明日葉《あしたば》のバイタルパワーで生命力のある脳に

明日葉は、日本が原産の植物で、主に房総半島から伊豆諸島の太平洋岸に自生する野草です。
「今日摘《つ》んでも明日には新しい葉が出てくる」という生命力から「明日葉」と呼ばれるようになりました。

抜群の栄養価から、古くは霊薬とされ、秦《しん》の始皇帝《しこうてい》や漢の武帝《ぶてい》の使者も、明日葉を求めて日本へ使いを出したほど、歴史的にも珍重されてきました。

明日葉は、アミノ酸やビタミン類をはじめ、ミネラル類、食物繊維、クロロフィルなど、様々な栄養素を豊富に含んでいます。

クロロフィルには、血中の脂質を正常化させ、コレステロールを減少させる作用の他、抗酸化作用もあります。

ビタミンB群は、脳細胞を活性化するので頭の回転が速くなり、物忘れも防止します。

他の薬草にはあまり含まれないゲルマニウムやビタミン$B_{12}$といった栄養素も豊富で、体調を整え、自然治癒力を高め、脳の生命力もアップします。

## 明日葉特有の成分カルコンで<br>細胞元気

明日葉の茎《くき》を切ると、黄色い液が出てきますが、その液には、明日葉特有の成分、カルコンが含まれています。ポリフェノールの一種で、胃の状態を整える効果があります。

高血圧の予防や、アレルギー反応の抑制にも効果があると言われています。

中性脂肪の吸収を抑え、セルライトを除去する働きもあるので、ダイエット効果にも注目が集まっています。

カルコンは、血管を拡張して血行を良くし、血液中の老廃物を排除しやすくします。

血液中の粘着や凝固が減る「血液サラサラ効果」が高く、細胞を元気にしてくれます。

## 明日葉のクマリンで脳も体もイキイキ

明日葉に含まれる成分の中には、クマリンと呼ばれる物質もあります。

クマリンの効能は、抗菌作用や抗酸化作用のほか、記憶力低下防止、集中力低下防止などもあります。

エストロゲンというホルモンの作用により気分を明るくし、脳も体も生き生きとさせます。

STORY 3

# 明日葉と世界薬草名著物語

明日葉は、その強い生命力から、特別な力のある植物だと考えられてきました。薬草に関する研究の歴史は古く、世界中に名著が残されています。

明日葉は、『大和本草《やまとほんぞう》』に不老長寿の薬草として記されています。

『大和本草』は本草《ほんぞう》学者・貝原益軒《かいばらえきけん》が編纂《へんさん》した江戸時代の本草書です。

貝原益軒は、真に世のため人のためとなるようにと、仮名や図を多く使い、文献学だけでなく、自ら植物を採取し、口にするなど、実践的本草学の先駆者で、後の本草学者や研究手法に多大な影響を与えました。

本草学は、もともとは中国で発達した医薬に関する学問で、最古の薬学書は、今から2000年ほど前に記されたという『神農本草経《しんのうほんぞうぎょう》』です。それをもとに500年後には、医学者・陶《とう》弘景《こうけい》が『本草経集注《ほんぞうきょうしっちゅう》』を編纂しました。

古代ギリシャでは、医学の父ヒポクラテスが薬草を使った処方をしたとされています。

アリストテレスの弟子テオフラストスが『植物誌』

を編纂。その後、ディオスコリデスが『デ・マテリカ・メディカ（薬物誌）』を編纂。

ヨーロッパ以外の国へも広がりました。

中世では、魔女裁判などの歴史もあり、薬草学のような分野は、修道院のように、明らかに正しい場所でのみ継承されるようになりました。

ドイツ薬草学の祖とされるヒルデガルトが、『自然学』という著書を残しています。

ヒルデガルトは多くの才能に恵まれたことでも知られています。

医学、薬草学に優れ、神学者、説教者、予言者、作家、言語学者、作曲家としても功績を残し、修道院の院長も務めたという、ミステリアスでパーフェクトな中世ヨーロッパ最大の賢女です。

# 明日葉のふりかけ

furikake

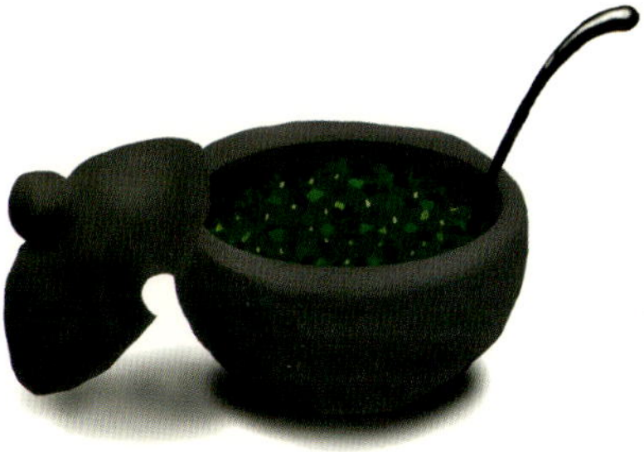

①明日葉はさっとゆでて、細かく刻みます。

②ごま油を引いたフライパンで①を炒め、醤油で味をつけます。

③ ②に白ゴマを加え、さっと炒めます。

12

# ゴマ

Sesame

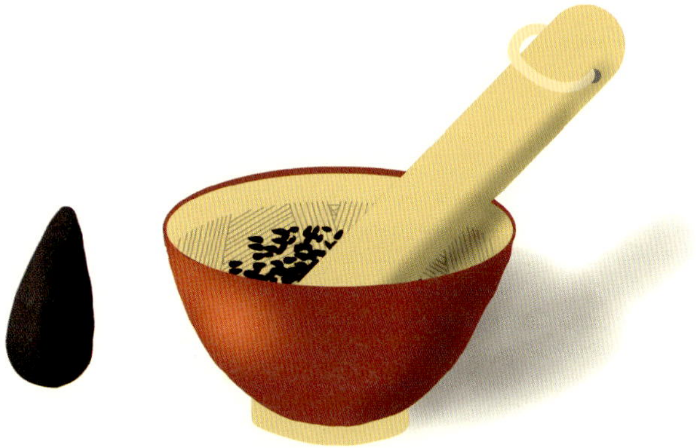

## ゴマのビタミン$B_1$で深みのある脳に

私たちの脳には、限りない可能性があります。

世の中を変え、歴史を築いてきたあらゆる功績も、最初は誰かたった一人の脳に、「アイディア」として生まれたはずなのです。

そのアイディアを実現していく際には、様々なストレスが生じます。ストレスとは、精神的緊張のことで、食欲不振や不眠、ひどくなると胃潰瘍や十二指腸潰瘍などの発症の原因となります。

ストレスは自律神経、つまり交感神経と副交感神経が深く関係しており、そのバランスには食事の取り方が大きく影響します。

規則正しく適度な量の栄養を取ることが何より大切ですが、特にゴマに含まれるビタミン$B_1$は、脳内物質の代謝を促進させ、情緒を安定させる効果があります。

イライラしやすい人、やる気がおきない人は、ゴマをすり鉢で軽くすりつぶして、毎食、ご飯やおかずにかけて食べてみてください。

ゴマは粒が細かく、そのままでは歯で噛み砕きにくいので、すりつぶすと消化吸収が良くなります。ゴマはすりつぶしてしばらく置くと成分が変化してしまうので、すりつぶすタイミングは、食べる直前がベストです。

ストレスはネガティブな出来事があったときにのみ起こることではありません。夢に描いていた場面が訪れ、自分の力を最大限に発揮しようとするときなど、ポジティブな状況にも、精神的緊張は起こります。

ゴマを日常的に食べ、どのような精神的緊張もスマートに乗り越えられる、深みのある脳を作りましょう。

## セサミンで脳も体もしっかり守る

脳にとっても体にとっても、活性酸素による過酸化脂質は悪影響をもたらします。

それを防ぐ抗酸化成分には、いろいろな種類のものがありますが、ゴマに含まれるセサミンは、特別な働きをします。

活性酸素は、食物中や血液中にも存在するので、通常抗酸化物質は、消化吸収の過程や血液中においても、活性酸素を抑制する働きをします。

つまり、活性酸素が待ち構えている肝臓に到達する前に、使い果たされてしまう抗酸化物質も多いのです。

けれどセサミンは、肝臓にたどりついてから、活性酸素を抑制します。

また、ゴマはビタミンＥも豊富に含まれるので、消化吸収中や血液中での抗酸化機能もあります。

血液をさらさらにする効果や脳の機能を正常に保つ働きもあり、カルシウムの含有量も多く、精神を安定させます。

ゴマの効果はタンパク質と合わせて取ると高くなるので、卵を使うセサミクッキーなどは、ストレスの多い現代人の軽食に最適です。

STORY 4

# オープンセサミ（開けゴマ）

ゴマのお話といえば、「アリババと40人の盗賊」を思い浮かべる人も多いのではないでしょうか。

貧乏な青年アリババは、山で薪《たきぎ》を拾っているときに、盗賊たちが奪った宝を隠している場面を偶然見かけます。その隠し場所の扉が、「開けゴマ」という呪文で開くことを知り、宝物を手に入れ、お金持ちになりますが、その理由を無理矢理聞き出した欲張りなお兄さんは、肝心なところで呪文を忘れ、殺されてしまいます。

アリババは、バラバラにされたお兄さんの死体を持ち帰り、仕立て屋に縫い合わせてもらいお葬式をしますが、宝と死体が持ち出されたことで、もう一人犯人がいるとわかった盗賊たちが、アリババを見つけてしまうのです。ところが、女奴隷モルジアナの知恵で切り抜けることができ、アリババは盗賊たちの宝を貧しい人たちに分け与えました。

「開けゴマ」の語源は、「栄養価も高く、油が取れる貴重な作物であり、十分に成熟するとサヤが割れて勢いよく中の種が弾き出される様から」と伝えられています。

「アリババと40人の盗賊」が含まれている『千夜一

夜物語』は、中世イスラム世界で生まれたアラビア語の説話集です。

妻の不貞を知り人間不信に陥ったシャフリヤール王が国中の若い女性を伽《とぎ》（枕もとで話をしたり、共寝をすること）に差し出すように命令し、一夜を過ごしては殺していました。

それをやめさせようと、大臣の娘が自ら王のもとへ行き、千夜にわたって毎夜面白い話をしたところ、続きが聞きたい王は、他の女性を伽に差し出すことを望まなくなり、そのお話が世界に広まりました。

ゴマの栽培に尽力し、大成功したアメリカの実業家、アンダーソン兄弟（ジェイムズとロイ）は、利益の一部で町の一角に丸太小屋を作り、人種や身分の差別なく授業を行いました。

その町のメインストリートを「セサミストリート」と名付けたところ、ユニークな教育にテレビ会社が関心を持ち、人気子供番組「セサミストリート」が誕生したそうです。カラフルな色のぬいぐるみは、人種や身分の差別がないことを意味しています。

オープンセサミ……独特の香りがするゴマには、精神を癒し、富をもたらし、心を寛大にする力があります。

# セサミクッキー

cookie

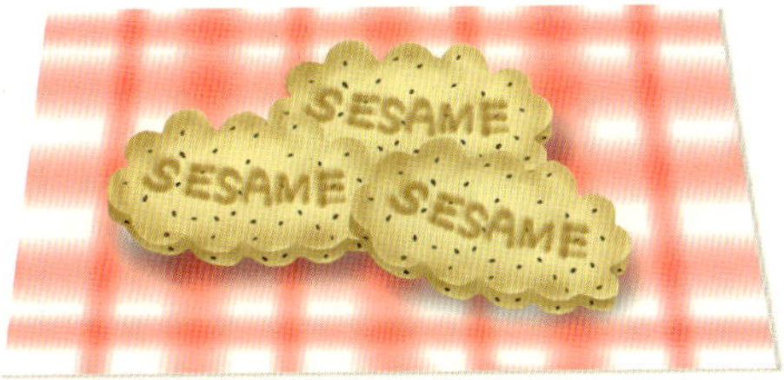


①卵1個を室温に戻し、ときほぐしておきます。

②無塩バター100gを10秒電子レンジにかけ、やわらかくしておきます。

③薄力粉120gを、ふるっておきます。

④ ②を泡立器でまぜ、ダマをなくし、塩ひとつまみと、砂糖60～70gを何回かに分け、まぜていきます。

⑤ ④に①を何回かに分け、まぜていきます。

⑥ ⑤に③をまぜ、ゴマ大さじ2～3杯程度を加えてまぜます。

⑦ ⑥の形を整え、天板に並べ、180度のオーブンで10～15分焼きます。

13

# コーヒー

Coffee

## カフェインの覚醒作用で行動開始

コーヒーの成分でよく知られているカフェイン。眠気や疲労感を取り払う覚醒作用があり、集中力や思考力を高めます。

また、交感神経を刺激するので、朝コーヒーを飲むと、やる気がわき、行動を起こしやすくなります。

カフェインは、脂肪の分解をする酵素リパーゼの働きも活性化させる作用もあるので、体内の貯蔵脂肪が分解され、エネルギーとして消費されるのを助けてくれます。

時間の取れない朝などは、牛乳を入れた温かいカフェオレを作って飲んでみてください。
タンパク質や糖質も取れ、体を温め、脳を活性化し、休息中だった脳と体を目覚めさせます。

## コーヒーの苦み、酸味、香りでリラックス

ストレスを感じたときに、ふと1杯コーヒーを飲みたくなる、という人も多いのではないでしょうか。

コーヒーは、カフェインによる脳を活性化する作用だけでなく、香りにより、神経の安定に効果をもたらすと言われています。
実際に飲まなくても、コーヒーショップの前を通りかかり、香りをかぐだけで、心地よさを感じ、気分をリラックスさせることができます。

また、コーヒーの苦みと酸味には、精神をリラックスさせる効果があります。

他にも、ポリフェノールによる抗酸化作用や、トリゴネ

リンという物質による神経細胞の活性化、クロロゲン酸による血糖値の抑制などの効用についても注目され、研究が進んでいます。

古くはイスラムの聖職者の飲み物だったコーヒー。ナポレオンが好み、軍隊の士気を高めるために活用したという伝説もあります。

活力を呼び、頭をすっきりさせ、リラックス効果も高い飲み物として、世界中で飲まれています。

# コーヒーのバリエーション

coffee

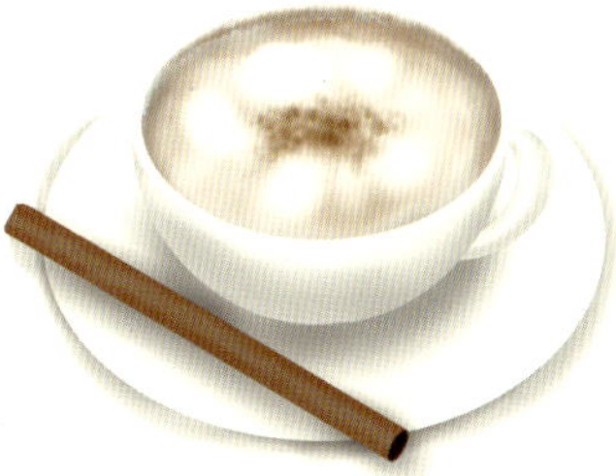

①カフェオレ:濃いめに入れたコーヒーに温めた牛乳を加えます。
②ウィンナーコーヒー:コーヒーに泡立てた生クリームを浮かべます。
③アイリッシュコーヒー:コーヒーにウィスキーを加えます。
④カフェロワイヤル:コーヒーにブランデーを加えます。
⑤エスプレッソ:深煎りのコーヒー豆を微細に挽き、気圧をかけて抽出します。
⑥カフェラッテ:エスプレッソに温めた牛乳を加えます。
⑦カプチーノ:エスプレッソに温めて泡立てた牛乳を加えシナモンやココアをふります。
⑧カフェ・マキアート :エスプレッソに、温めて泡立てた牛乳を少量加えます。
⑨カフェ・コン・パンナ:エスプレッソの上にホイップクリームを浮かべます。
⑩カフェ・モカ:エスプレッソの上にホイップクリームを浮かべチョコレートシロップをかけます。

14

# スパイス

Spice

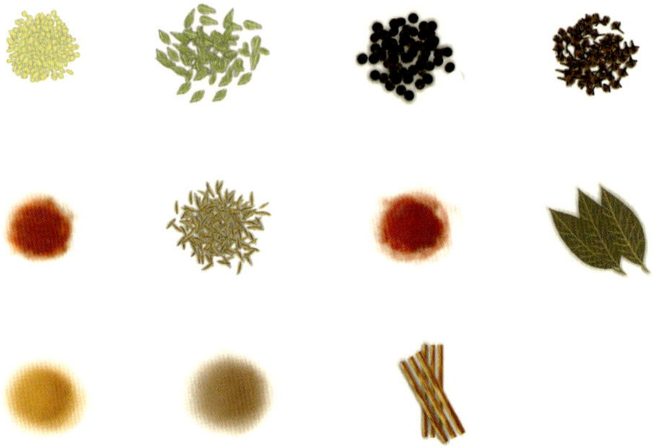

## スパイスで脳の処理能力増強

カレーを食べると、眠気が覚めたり、元気が出た、という経験はありませんか？

カレーには、数種類のスパイスがブレンドされていますが、それらスパイスの複合効果により、食べてから1時間もしないうちに、脳内の血液量が増加、働きも活発になることがわかっています。特に頭頂部の活動が活性化され、意識の覚醒や処理能力が増強されます。

カレーの主なスパイス、ターメリック（ウコン）の成分クルクミンは、強力な抗酸化作用があり、脳の機能を守ります。

サフランに含まれるクロシンという成分は、脳の海馬《かいば》にある神経細胞を活性化する働きや、気分を落ち着かせる鎮静作用もあります。

唐辛子《とうがらし》の辛味成分カプサイシンには、適度な脳刺激により脳を活性化する機能の他、脂肪を燃焼させホルモンの分泌を促す働き、体を温め脳血流を促進させ、血液をサラサラにする効果などがあります。

## スパイスは美味《おい》しい万能薬

スパイスは世界中で料理や薬として使われていて、種類は300種を超えます。

主な役割は、香りづけ、消臭、防腐、味付けなどですが、それぞれに個性的な効能があります。

カルダモンは消化促進、シナモンは殺菌効果、パプリカは体調を整える作用、ローズマリーは頭痛を鎮め、脳の働きを促進、クミンは解毒作用、ジンジャーは体を温め、発汗作用もあり、コリアンダーは胃腸の働きを活発にします。

熱でこわれてしまう栄養素も多いので、スパイスの効能を最大限活かすためには、火を通す時間を短めにすることがポイントです。

STORY 5

# スパイス3千年の歴史

スパイスというものを人間が活用するようになって、すでに3千年が経過しています。

古くは古代エジプトで、ミイラの保存にシナモンなどが使われました。その後、宗教的な儀式などで香をつけるために各国で使われるようになりました。

日本でも、古事記に山椒《さんしょう》、生姜《しょうが》、辛子《からし》などの記載があります。奈良の正倉院では、胡椒《こしょう》やシナモンが、漢方薬として使われていました。

13世紀に入ると、冒険者たちが、未知の文化とあわせてスパイスを求め、世界中を旅するようになります。東洋を旅したイタリアのマルコポーロが著した『東方見聞録』（1299年）には、中国やモルッカ諸島のスパイスを紹介した箇所があります。

1498年、ポルトガルのバスコダガマがインドの西南海岸に辿《たど》り着き、スパイス航路を発見しました。

ヨーロッパ各国は高価なスパイスの争奪戦を繰り返し、スパイス戦争時代に入りますが、スパイスの栽培が盛んになると価格が下がり、世界中の一般家庭で様々なスパイスが使えるようになりました。

現代では、健康面での効果に注目が集まり、サプリメントへの応用などの研究が盛んになっています。

# タンドリーチキン

tandoori chicken

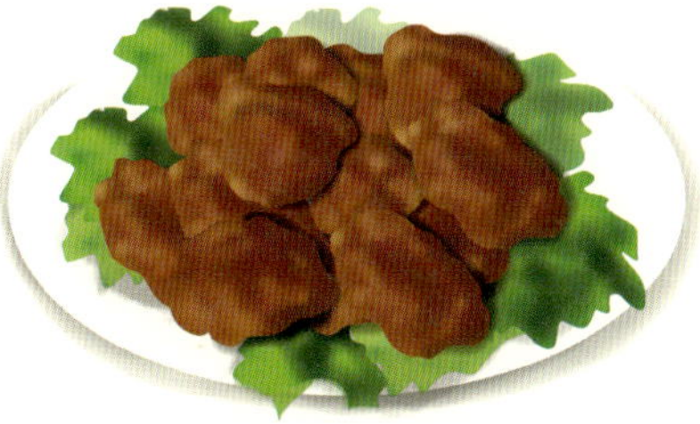

①鶏肉手羽元10本（またはもも肉2本）をフォークで刺して穴をあけておきます。

②ヨーグルト200ccに、にんにく1かけと玉ねぎ1/4個をすりおろして入れます。

③トマトケチャップ大さじ2杯とカレー粉大さじ2杯、レモン汁少々を加えます。

④ ①②③をビニール袋に入れよくもみ、一晩ねかせます。

⑤焼網に並べ、200度のオーブンに入れ、20～30分程度焼きます。

15

# チーズ

Cheese

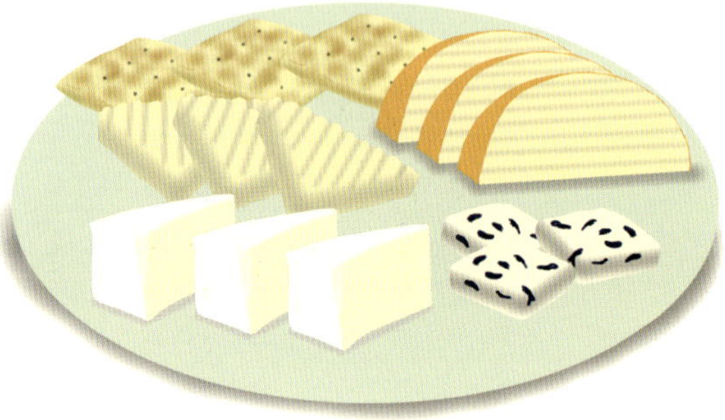

## チーズは４千年の優良栄養食

チーズってどんなふうに作られるのでしょう？

ご存じの方も多いと思いますが、牛やヤギなどのミルクに酵素を加えて固め、乳酸菌、アオカビ、酵母などを使って発酵させるとチーズになります。

ひと口にチーズと言っても、熟成する期間が一日かからないものから数年かかるものまで様々です。

菌や酵母が生きたまま熟成させていくフレッシュチーズ、フレッシュチーズを加熱殺菌して固めたプロセスチーズの2種類に大きく分けられます。

4千年以上も前のアラビアで、遊牧民によって偶然に作られたものですが、カルシウム、ミネラル、ビタミン、タンパク質、脂肪など、生命維持に不可欠な栄養素ほとんどを含む、優れた食品です。

各栄養素とも、発酵というプロセスにより、体内に吸収されやすい状態になるので、体内でも効率的にエネルギーになります。

チーズは太るというイメージをお持ちの方も多いかもしれませんが、チーズの脂肪分、中《ちゅう》鎖《さ》脂《し》肪《ぼう》酸《さん》は、微細な脂肪球なので消化吸収されてエネルギー源となり、他の脂肪を燃焼してくれるというダイエット効果もあります。

他にも、ラクトフェンというミネラルに、抗ガン作用があるなど、いいことばかりの食品ですが、脳の働きにも大きく関係しています。

## チーズのビタミン$B_{12}$で脳の機能修復

ビタミン$B_{12}$は、「造血ビタミン」と呼ばれることもあるほど、悪性貧血を防ぐビタミンとして知られていますが、そればかりではなく、脳の働きと大きく関係することがわかってきました。

脳や神経が働くときには、情報伝達物質がやりとりされています。

シナプスと呼ばれる神経細胞間の伝達部がしっかり機能していると、脳や神経もしっかり機能します。

そのシナプスは、年齢につれて次第に壊れていくのですが、ビタミン$B_{12}$は、たんぱく質を修復する働きを持っていて、壊れたシナプスを修復してくれるのです。

「ビタミン」という言葉からは、野菜を連想するかもしれませんが、ビタミン$B_{12}$は、野菜ではなく、チーズなど、動物性の食品に多く含まれる栄養素です。

また、ビタミン$B_{12}$は水溶性ビタミンなので、体内に蓄積することができません。カルシウム同様、毎日食事の中から取りたい栄養の一つなので、チーズはそれらを取るのに最適な食品です。

## チーズを使った精神療法

日本でのチーズの歴史は飛鳥時代頃まで遡《さかのぼ》ります。乳牛の飼育が始まり、乳製品も作られるようになりました。

乳製品の中でも、「酥《そ》」と呼ばれるものは、精神療法に使われていました。

臨済宗《りんざいしゅう》の僧、白隠禅師《はくいんぜんじ》は、著書『夜船閑話《やせんかんわ》』にその秘法による体験を書き残しています。

白隠禅師は、厳しい修行中に、今でいう「うつ病」に近い「禅病」にかかってしまいました。

そのとき、山中の仙人から「酥《そ》」を使った秘法の教えを受け、その通り行ったところ、病が完治したというものです。この療法は、「軟《なん》酥《そ》の法」と呼ばれ、精神療法として伝えられています。

やり方は、まず、香りのいい綺麗な色をした卵大のチーズ（酥）が頭の上にのっているとイメージします。それが溶けて、ゆっくり頭の中にしみてゆき、だんだん下に降りてきて、両肩から胸、お腹の中を通って、最後は足の裏から抜けていきます。溶けたチーズが体の中を通りながら、悪いものをすべて流し去ってくれるとイメージしながら行うのがコツです。

## チーズで取れないビタミンCと植物繊維はアボカドで

チーズは吸収率も良く、栄養価の高い食品ですが、ビタミンCと食物繊維は取れないので、アボカドなどの食品と合わせて食べることをおすすめします。

アボカドは、世界中の果物の中で栄養価1位にランクインし、ギネスブックにものっているパワーフルーツです。

食物繊維、ビタミンCが豊富なほか、血行を良くし脳を活性化するビタミンE、ナトリウムを体外に排出し体調を整えるカリウムなども多く含まれます。

抗酸化物質グルタチオンは、肝臓の解毒作用を促進し、水溶性ビタミンのナイアシンは、精神を安定させます。

また、モッツァレラなどのナチュラルチーズには、神経刺激作用のあるチラミンが豊富なので、脳のリフレッシュ効果も期待できます。

## チーズは最適の常備食

チーズは、チーズフォンデュやチーズケーキなど、調理に使われることもありますが、基本的にはそのまま食べることができ、長期保存にも向いているので、常に備えておきたい安心パワーフードです。

# アボカドのカプレーゼ

Caprese

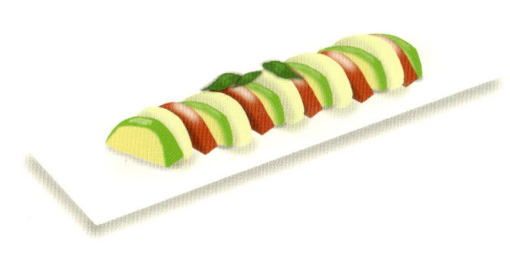

①アボカドは、一口大にスライスし、レモンを絞っておきます。

②モッツァレラチーズ、トマトも一口大にスライスします。

③ ①②をきれいに並べ、オリーブオイルをかけ、軽く塩・コショウで調味し、バジルを飾ります。

16

# 赤ワイン

Wine

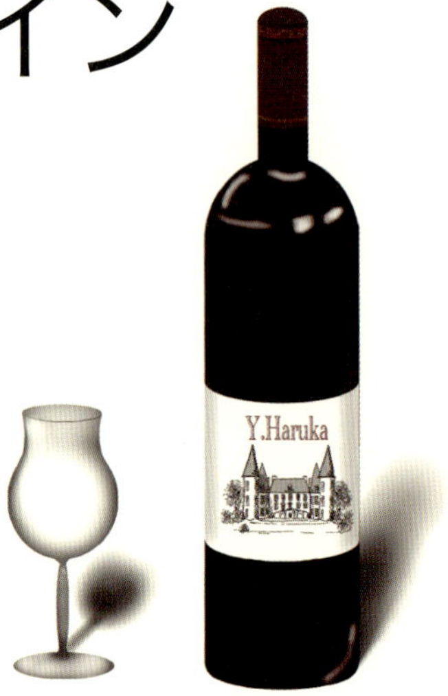


## 赤ワインのポリフェノールで脳の抗酸化力アップ

よく聞く「ポリフェノール」とは、植物や果物に含まれる抗酸化物質のことを総称する言葉で、その種類は5000種を超えます。

ほとんどの植物に含まれ、水溶性のものが多く、どれも脳内の過酸化物質を抑える抗酸化力に優れています。

ワインを作るときには、原料となるブドウや茎《くき》などを発酵させ、木製の樽《たる》で熟成させますが、この間に、各種ポリフェノールが結合や反応を繰り返し、別のポリフェノールもできていくため、ワインの種類によって、含まれるポリフェノールの量や種類は様々で、とても豊富です。

原料のブドウでは、ポリフェノールは、大部分が皮と種に含まれるので、同じブドウを原料にしていても、果肉のみを使う白ワインよりも、丸ごとブドウを使う赤ワインのほうが、10倍程度も含有量が多くなります。

## 赤ワインのポリフェノールには女性に嬉しい効果がいっぱい

赤ワインに含まれる主なポリフェノールは、ケルセチン、イソフラボン、タンニンなどがあります。

どれも脳の酸化を防ぎますが、他にも様々な効果があります。

イソフラボンは、女性ホルモンのエストロゲンと似た働きをすると言われていて、女性らしい体系の維持や美白などの美容効果、精神安定効果があります。

ケルセチンは脳細胞の伝達物質を強化し、記憶力低下を防ぎます。

渋味のもとになるのはタンニンで、殺菌作用、高血圧予防、脂肪分解によるダイエット効果などもあります。

ポリフェノールは、熱に強い栄養素なので、お酒が苦手な人も、お料理などに使うと摂取することができます。

STORY 6

# ワインのルーツ

ワインはお酒の中でも特に歴史が古く、紀元前6000年頃メソポタミアのシュメール人によって造られていたと言われています。

その後、古代ギリシャから古代ローマへと伝わり、ローマ帝国の繁栄とともに広まっていきます。

中世ヨーロッパでは、儀礼の際に飲まれていて、ワインの製造は僧院が主体となっていました。

キリストの最後の晩餐では、パンを「我が体」ワインを「我が血」として12人の弟子に与え「この中に裏切り者がいる」と、訪れる受難を予告したとされています。

17世紀に入ると、瓶の製造技術とともに、娯楽としての飲食が広まりました。

ワインの製造で有名なフランスのボルドー地域では、ぶどう園や工場、生産者のことを「シャトー」と呼びます。シャトーはもともとは「お城」という意味の言葉で、お城のように立派な建物も多く、観光として訪れる人も絶えないそうです。

幸せになるレシピ

# 牛ほほ肉のワイン煮

bouef bourguignon

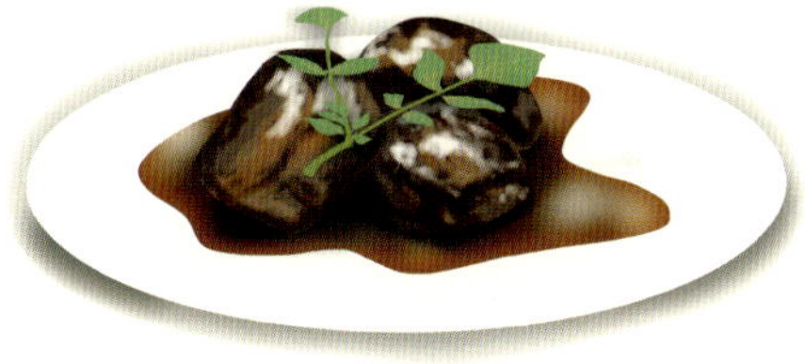

①ほほ肉400gを適度の大きさに切り、塩・コショウしてから赤ワイン1/2本に一晩つけておきます。

②圧力鍋に赤ワイン1/2本、同量の水、デミグラスソース1缶、ローリエ2枚を入れ、火にかけ、煮たったら①を入れて20分程度煮ます。お肉の大きさ、やわらかさで加減してください。

③その後、②のふたを開けてアクを取りながら、とろみが出るまで煮詰めます。

④お好みで、塩、コショウ、ケチャップ、ウスターソースを加え味を調えます。

Spiritual
# 3

## スピリチュアル・フード・エネルギー③プチ断食

24時間営業のレストランやスーパーマーケット。すぐ近くに、様々な食料品が溢れています。

「食べたければ、食べたいだけ、食べることができる」そんな時代ですが、消化機能を休める「断食」「少食」は、精神性にも大きく影響があると考えられています。

釈迦《しゃか》、ソクラテス、ピタゴラス、エジソンも、断食や少食を実践していたことが伝えられています。

世界的、歴史的にも「信仰」「修行」「祈願」「精神鍛練」といったシーンで「断食」「少食」が行われてきました。

口から入った食べ物は、食道を通って胃に入りますが、各種消化酵素によって分解され、腸でさらに分解、吸収されます。

内蔵の働きは目には見えないし、疲れも感じにくいのですが、様々な器官を活発に働かせるために、多大なエネルギーを必要とします。

消化器官がエネルギーを必要としている間は、脳へ行くエネルギーが低下し、眠気やけだるさが起こります。そのような状態では、集中力も低下しがちです。

「1ヵ月に1度、半日だけ」などの適度な断食は、「消化機能を休ませる」「精神的覚醒がおきる」「食物への有り難さを再確認する」「心身をすっきりさせる」といった効果が期待できます。

断食と言っても「全く何も食べない」というわけではなく、果物類や野菜ジュースなど少量の栄養や水分は取りながら、消化機能を極力休ませ、自分の体と心に耳を傾ける……といったプチ断食であれば、無理なく体をすっきりさせ、精神性を高めることができます。

あわせて哲学書などを読んでみるのも、いいかもしれません。

そして大事なポイントは、「断食」「少食」の前提条件が、日々の十分な栄養だということです。毎日十分な栄養を取った上でこそ効果があるのです。

療養中の方、体調の優れない方などは特に、決して無理をせず、専門家の指導のもとに行ってください。

17

# ブルーベリー

Blueberry

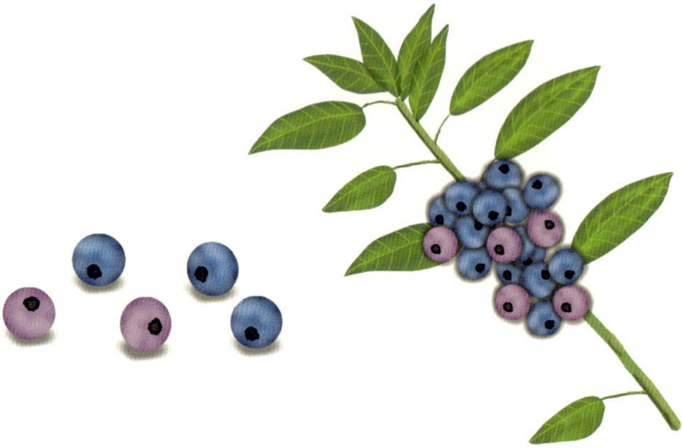

## ブルーベリーは、目の疲れをとり、脳の活動をサポートする

「ブルーベリーは目に良い」とよく知られています。

ブルーベリーの特徴である果実の瑠《る》璃《り》色《いろ》は、アントシアニンと色素によるものです。これはフラボノイド系色素で、植物に多く含まれるポリフェノールの一種です。

このアントシアニンには視力回復効果があると言われています。

眼球にある水晶体を通った光が網膜に映し出され、その刺激が脳に伝えられ、私たちは何が見えたかを判断しています。

この働きにはロドプシンという物質が使われますが、目の使い過ぎなどで疲れてくると、ロドプシンの働きが弱まり、目が見えにくいなどの症状が表れます。

ブルーベリーに含まれるアントシアニンには、このロドプシンの機能を高める作用があるため、目の疲れをとり、目の働きに直接関わりを持つ脳の働きをサポートします。

## ブルーベリーは精神能力の低下も防ぐ

ブルーベリーには、ポリフェノールが豊富に含まれ、果物の中でも抗酸化作用に関してトップレベルです。

しかも、体調を整える食物繊維が多量に含まれ、コレステロールを抑える働きもあります。

ブルーベリーが世界に広まったのは、17世紀のはじめのこと。ヨーロッパからアメリカに移住し、食べ物に困っていた人々が、先住人であるインディアンから干したブルーベリー入りのスープなどを分けてもらい、生きのびたことがきっかけで、世界へ広まったと伝えられています。

日本に入ってきたのは比較的新しく、昭和になってからアメリカより伝わりました。現在では日本の各地で栽培されています。

ブルーベリーは、家庭でもプランターなどで育てることができます。

春には白くて可愛い花が咲き、咲き終わると緑の実がなります。だんだん赤く色付き、やがて青い実になります。

花ことばは「知性」です。

皮ごと食べることができ、ほどよい甘さと酸味により、リラックス効果もあります。

傷みやすいというウィークポイントがあるので、ジャムなどに加工しておき、ヨーグルトに入れたりパンにぬったりして、毎日でも取りたい栄養素です。

幸せになるレシピ

# ブルーベリージャム

jam

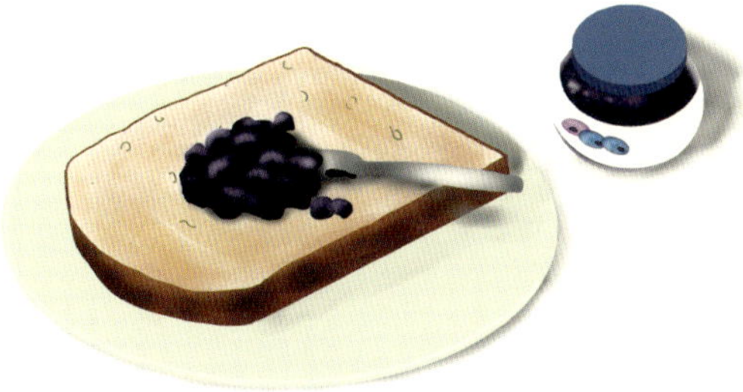

①ブルーベリー1kgを洗っておきます。
②鍋に①と砂糖300gを入れて火にかけます。
③煮立ったらアクをとり、レモン汁小さじ1杯を加えます。
④好みの固さまで煮詰めます。

18

# バナナ

Banana

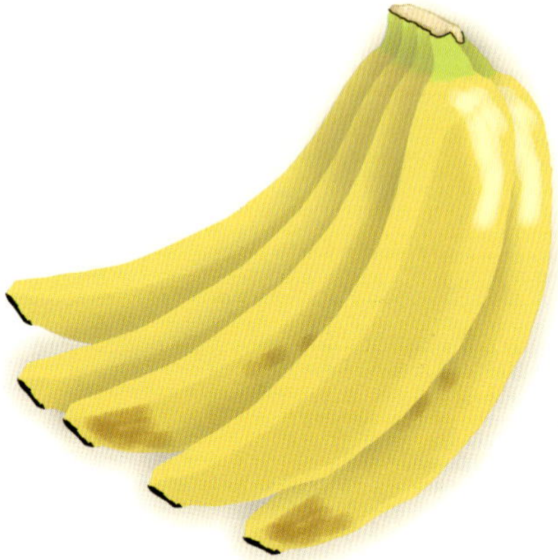

## バナナは糖質の優等生

バナナはエネルギー源としてとても優れています。
バナナの中の糖質は、ブドウ糖、果糖、ショ糖、でんぷんなど多様なため、エネルギーが長時間持続します。

朝食に食べるとエネルギーを簡単にチャージでき、脳が活性化され仕事や勉強に集中することができます。
低カロリーで食物繊維も豊富。体に良い優秀フルーツです。

バナナの歴史は古く、紀元前5000年頃には東南アジア地域で食べられていたと言われています。

その後、インド、東アフリカ、エジプトなどにも伝わり、15世紀に入るとポルトガル人の手により、世界へ広がっていきました。

日本では、ポルトガルの宣教師、ルイス・フロイスが織田信長に献上したのがはじまりと言われています。

輸入がはじまったのは明治時代に入ってからです。青いうちに収穫された輸入バナナは、エチレンという食物ホルモンの追熟《ついじゅく》により、黄色くなります。

## バナナはパワーダッシュをサポートするビタミンB群も豊富

バナナには、ビタミン$B_1$や$B_2$、ナイアシンなどのビタミンB群が、豊富に含まれています。

ビタミンB群は代謝に関与するビタミンで、糖質やたんぱく質が体内で代謝され、エネルギーになる際にサポート的な役割を果たします。

不足すると、肌荒れの原因になることでも知られています。

ナトリウムを体外へ排出するカリウムや、精神を安定させるマグネシウムなどのミネラルも豊富なバナナ。
腸の調子も整え、すぐに効果をもたらす頼もしい栄養源です。

バナナクレープは、準備する材料も少なく、簡単で気分も楽しくなるので、休日のブランチにもお勧めです。

バナナは、冷蔵庫で保存すると黒くなってしまうので、バナナハンガーなどにかけて、風通しの良い場所で室温で保存しましょう。
すぐに食べない分は、皮をむいて適度な大きさに切り、小分けし冷凍しておくと、いつでも手軽に食べることができ、長期保存ができます。

幸せになるレシピ

# バナナクレープ

crêpe

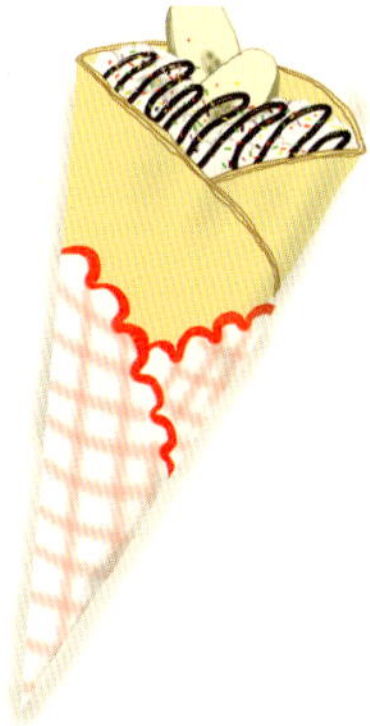

①薄力粉40gを2回ふるっておきます。
②ボウルに卵1個と砂糖10gを入れ泡立器でまぜます。
③ ②に①を何度かに分けて加えよくまぜます。
④ ③をこしきでこします。
⑤フライパンにバターを薄くぬり、③を適量流し込みます。
⑥両面が焼けたら、皿にとり、バナナやホイップクリームなどを入れ、巻きます。

19

# カカオ

Cacao

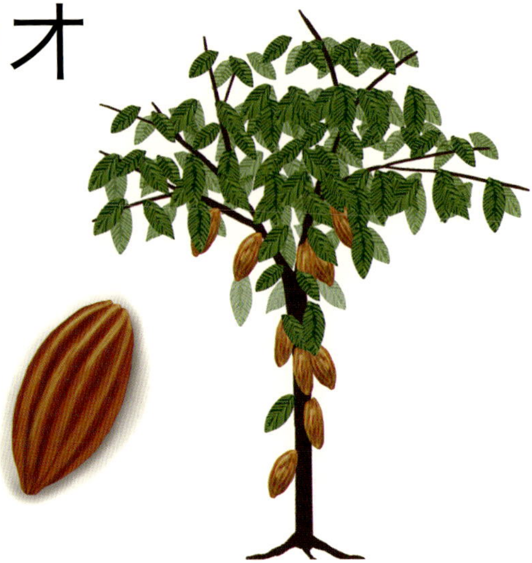

## 神様の食べ物、カカオは優良保存食

カカオの正式な名前はテオブロマ・カカオ。「神様の食べ物」という意味です。その栄養価は高く、チョコレートやココアの原料になります。

特に注目されているのが、カカオポリフェノール。動脈硬化を防ぐ効果や、がん予防にも効果があると言われています。他の食品のポリフェノール同様、強い抗酸化作用により、脳や体の細胞も守りますし、カカオポリフェノールには、ストレス適応作用があり、精神的ストレスに対して抵抗力が強まる効果があります。

チョコレートは、栄養価が高く、携帯でき、長期保存も可能なことから、常備しておきたい食品です。

## チョコレート効果で強い体と脳に

チョコレートには、細菌の増殖を防ぐ効果があり、細菌による病気の感染を抑制します。また、自然治癒力を高め、免疫力アップにも効果があると言われています。

チョコレートの糖質がすぐにエネルギーになるだけでなく、香りも集中力や思考力を向上させることがわかってきました。カルシウム、マグネシウム、鉄、亜鉛などのミネラル類も豊富なうえ、ホルモンの分泌も促すバランスの良い食品で、体も脳も強くしてくれます。

STORY 7

### チョコレートは魔法の薬

チョコレートのルーツは「メソアメリカ」と呼ばれた中南米地域一帯に栄えたオルメカ、アステカ、マヤなどの文明社会。カカオをすりつぶしたものを薬として飲んでいました。

スペインの将軍コルテスが、アステカに上陸した際に、カカオ飲料と出会い、その効能に驚き、スペインへ持ち帰ります。その後、コルテスはアステカを征服し、王に献上した略奪品の中にはカカオ豆もありました。

大変なチョコレート愛飲家だったスペイン王女、アンヌ・ドートリッシュが、フランス国王ルイ13世のもとへ嫁いだ際、チョコレートコックを連れて嫁いだことにより、フランス宮廷貴族の間で流行しました。その後、ヨーロッパ全土に広がり、今では世界中で愛されています。

外国のホテルに泊まると、部屋に聖書とチョコレートがよく置いてありますが、「聖書は夜のため」「チョコレートは翌朝のため」と言われています。

夜は静かに聖書を読み、朝は覚醒作用のあるチョコレートを食べることで、滞在した時がより素晴らしいものになります。

フランスの異類婚姻譚《いるいこんいんたん》の民話「ベルと魔物」では、魔物がベルにチョコレートを食べさてから、次第にベルの心が開かれていきます。

カカオにはフェニルエチルアミンという成分が含まれていて、脳内でエンドルフィンという快感物質の分泌を促します。陶酔《とうすい》感や心地よさを呼ぶので、恋の薬と言われています。

チョコレートには、魔法みたいに幸せにしてくれる、不思議な力があります。

幸せになるレシピ

# ホットチョコレート

hot chocolate

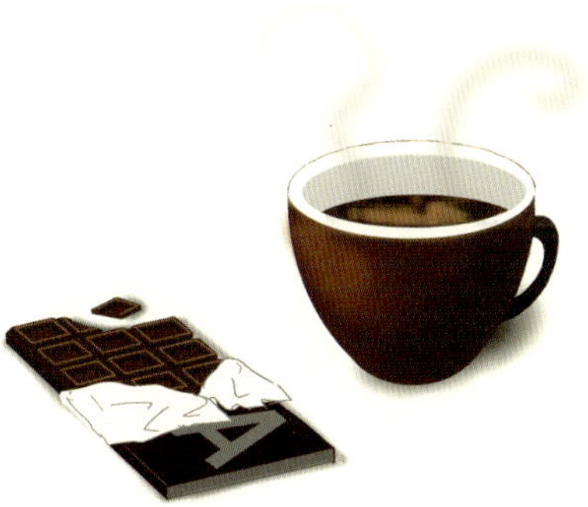

①高品質なチョコレート80gを細かくきざみます。

②鍋に牛乳500gを入れ、弱火にかけます。

③ ②に①を何回かに分けて加え、溶かします。

20

# りんご

Apple

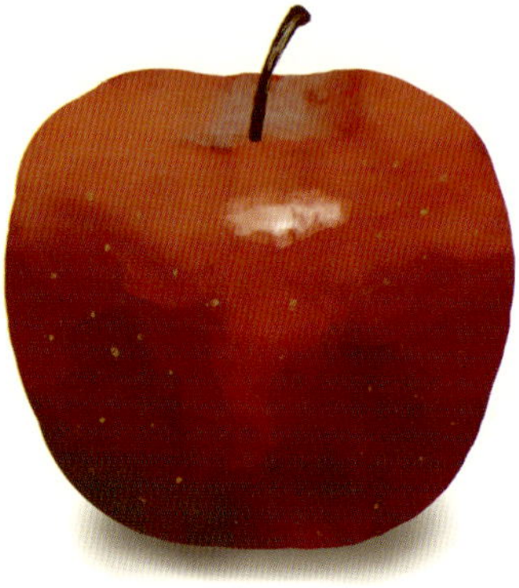

## りんご酸でさわやかに脳のやる気アップ

りんごの酸味のもとであるりんご酸とクエン酸は、疲労物質である乳酸の分解を促し、疲労感を軽減し、新陳代謝を高める効果があると言われています。りんご酸はマグネシウムとあわせて取ると､脳の緊張をほぐし､やる気をアップさせます。

また､「朝のりんごは金」という西洋の諺《ことわざ》があります。りんごなどの果物は、体を冷やす働きがあり、睡眠前に取ると肝臓に負担をかけてしまうので、朝食べたほうがいいとされています。

## りんごのトリプルパワーで元気回復

「一日のりんごは風邪を遠ざける」という言葉があるほど、りんごは、風邪《かぜ》をひいたときなどのお見舞いに選ばれ、体に良いフルーツの定番です。

りんごには、ペクチン、カリウム、ポリフェノールが豊富に含まれ、消化吸収機能を高め、余分なナトリウムを体外へ排出し、脳や体の細胞の酸化を防ぎます。

通常ビタミンCは熱に弱いのですが、りんごのビタミンCは、加熱しても破壊されないので、ジャムやアップルパイなど、様々な形で好まれている、定番の健康人気フルーツです。

STORY 8

## りんごの逸話と世界のアップルパイ

世界には、りんごにまつわる逸話が多く残されています。

イギリスの科学者アイザック・ニュートンが「りんごが木から落ちるのを見て万有引力を思いついた」というエピソード。スイス伝説の英雄ウィリアムテルは、息子の頭の上のりんごを、みごと矢で射抜きました。アダムとイヴが食べた禁断の果実もりんごとされています。小人の忠告があったのにも関わらず、白雪姫が食べずにはいられなかった毒入り果実もりんごですね。ギリシャ神話には、不和の女神エリスが投げた「不和のりんご」により、へーラー、アテーナー、アプロディーテーの三女神のあいだで、争いが起こったと記されています。

りんごは諺《ことわざ》や慣用句にもよく登場します。

りんごで作ったお菓子、アップルパイの慣用句に「アップルパイのようにアメリカ的」というものがあります。それほどアップルパイといえばアメリカのイメージが強いのですが、もともとはイギリスが発祥です。

とてもポピュラーな食べ物ですが、国によって伝統的な作り方が違います。

イギリスでは、深皿を使い、底にはパイ生地を敷かず、上だけにかぶせるのが一般的でした。アメリカのアップルパイは上下にパイ生地を使い、間にりんごをはさむスタイルです。フランスは、パイ生地は底だけで、上には被せないで焼くのが伝統的なスタイルで、ショソン・オ・ポムという半円形の小さな一人用アップルパイも人気があります。ドイツでは、レーズンやくるみも一緒に中に入れて、パイ生地でくるみ、焼きあげたアップルシュトゥルーデルが主流です。

# アップルパイ

apple pie

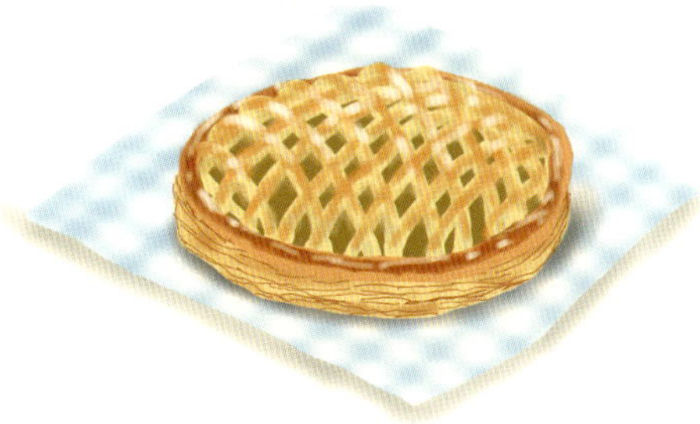

①りんごを1個、皮をむいてスライスしておきます。

②天板に解凍したパイ生地1枚を置き、フォークで穴をあけておきます。

③鍋に①を入れ砂糖を適量とレモン汁小さじ1杯を加え、シナモンをふり、弱火でさっと煮ます。

④ ②に③を並べ、解凍したパイ生地もう1枚をのせ、ナイフで切れ込みを入れます。

⑤形を整え、表面に卵黄をぬり、180度のオーブンで20分程度焼きます。

21

# はちみつ

Honey

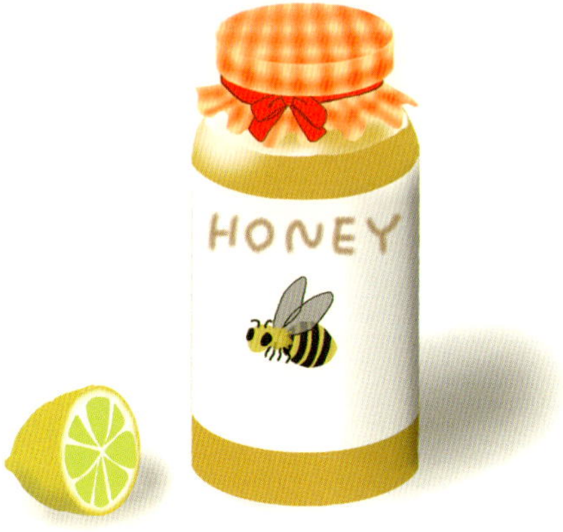


## はちみつの糖質で脳へ
## エネルギーダッシュ

甘い物を少量食べると、疲れがとれたり、眠気が覚めたりしたことはありませんか?

糖質は、体の疲れを回復させ、脳のエネルギー源にもなる大切な栄養素です。

中でもはちみつの糖質は、「単糖類」といって分子が小さく、これ以上分解されることがないので、そのまま体内に吸収されます。

ほとんどの食べ物が、吸収までに早くても2時間はかかるのに対し、はちみつは食べてから15～20分程度で吸収されます。

多くのマラソンランナーが給水にはちみつ入りの飲み物を取りますが、それは、はちみつの吸収効率の良さによって、筋肉運動に必要なエネルギー源であるブドウ糖を使い果たしてしまう前に、補給できるからだと思います。

目には見えない脳は、疲れているかどうかの判断が難しいのですが、じっとしていても一日中活発に動いている部位なので、適度なタイミングではちみつを取るようにすると、脳や体へダッシュしてエネルギーが届くので、活動パワーが途切れません。

りんご酢と合わせて取るとさらに代謝を促し、疲労を回復させます。

## ブレイクタイムには、はちみつで さわやかエネルギーチャージ

一度分解しないと体内でエネルギーに変えられない上白《じょうはく》糖《とう》に比べ、はちみつは吸収効率が良く、残業中やテスト勉強など「もう少しの間エネルギーを持続させたい」という場面にも最適な食品です。

不足すると苛《いら》立《だ》ちを招くカルシウムやビタミンB群も含んでいるので、精神安定にも効果があります。

ブレイクタイムに、紅茶にはちみつをスプーン1杯入れて飲んでみてください。

上白糖よりカロリーも低く、効率的にリフレッシュできます。

レモンのスライスも合わせると、クエン酸によりエネルギーの消耗が軽減され、柑橘《かんきつ》系の香りと酸味も加わり、さわやかなエネルギーチャージになりますよ。

## はちみつの美肌効果で外からもリフレッシュ

イギリスには「はちみつの歴史は人類の歴史」という諺《ことわざ》があり、食文化だけでなく美容の面でも重要視されてきました。

石鹸《せっけん》を泡だて、はちみつを少量たらして使う洗顔法が古くから行われ、現代では、たくさんの種類のはちみつ石鹸が販売されています。

はちみつは、殺菌作用や保湿効果も高く、抗酸化作用もあるので、シミのもとであるメラニンの生成を抑えてくれます。

洗顔後、はちみつを顔にぬり、そのまま浴槽にしばらくつかるだけでも簡単なパックになります。クレオパトラも行っていたという美肌法です。

STORY 9

# はちみつの神秘

100％腐るということがない不思議な食べ物はちみつ。ミツバチが植物から得た蜜が体内で分解され、巣の中でさらに変化したものです。

何の植物の蜜から作られるかで様々な種類があり、世界で最も生産量が多いのはクローバーはちみつで、甘い香りと優しい味が特徴です。

働き蜂より40倍ほども長生きする女王蜂の唯一の食べ物はロイヤルゼリー。ミツバチの、上顎《あご》と下顎の咽頭腺《いんとうせん》から分泌される成分が反応して作られる特別なはちみつで、栄養価が高く注目されていますが、まだ解明されていない部分も多い神秘的な食べ物です。

はちみつの歴史は古く、ギリシャ神話の最高神ゼウスも、はちみつが大好きだったと伝えられています。また、人々にミツバチの飼育を広めたのは、養《よう》蜂《ほう》の神様アリスタイオスとされています。

はちみつは、旧約聖書にも登場します。「出エジプト記」の中で、モーゼがイスラエルの民衆を導く際、目的地カナンを「乳と蜜の流れる地」と呼んでいます。

はちみつは、その効能とおいしさから、「豊かさ」

や「神の恵み」の意味があり、民衆にとっては憧れの食べ物でもありました。

紀元前2600年頃のエジプトの壁画にも、養蜂の様子が描かれています。菅《すげ》と合わせたモチーフは、王家の象徴としても用いられ、はちみつは、供え物や儀式などにも珍重されていました。

ウィリアム・シェイクスピアの最晩年ロマンス劇「テンペスト（嵐）」の音楽に「蜂が蜜を吸うところで」という歌があります。妖精エアリエルが、自由になれる日への期待に胸を躍らせて「蜂が蜜を吸うところで、わたしも蜜を吸う……楽しく、楽しく生きるの」と歌います。自由への憧れをはちみつにたとえた可愛らしく切なく希望に満ちた名曲です。

シェイクスピアの戯曲には、「メセグリン」という蜂蜜酒《はちみつしゅ》も登場します。

古代から中世のヨーロッパでは、結婚後１ヵ月間、新婦は外出せずに蜂蜜酒を造り、それを新郎に飲ませると「赤ちゃんが授かりやすくなる」という言い伝えがありました。はちみつの滋養強壮の効果と蜂が多産であることに由来し、その１ヵ月間を「蜜月」（ハニームーン）と言うようになりました。

はちみつには、長い歴史の中で多くの人を魅了してきた神秘のエネルギーがあります。

# はちみつレモンティー

lemon tea

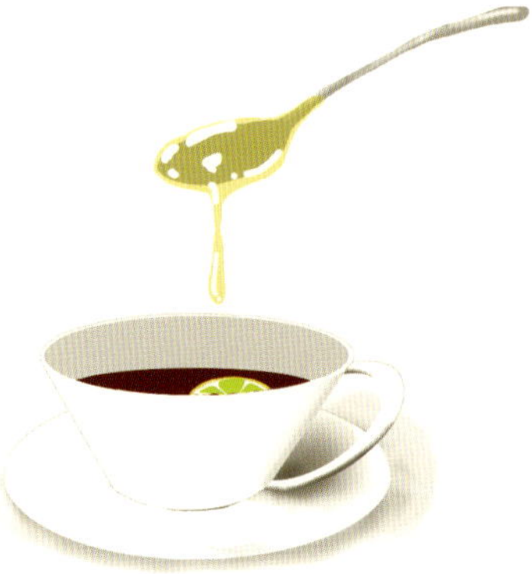

①レモンはスライスしておきます。
②ポットに紅茶の葉と湯を適量入れ、３分程度待ち、カップに注ぎます。
③はちみつをスプーン１杯入れて軽くまぜ、レモンのスライスをのせます。

Spiritual

# 4

## スピリチュアル・フード・エネルギー④フィーリング

「第六感」「ムシの知らせ」といった言葉があるように、多くの人が「なんとなく先に感じる」という体験をしています。

そのような予知力が命運を分けたという話は、歴史的にも多く語り継がれています。

このようなスピリチュアルな能力は、DNAにしみついているはずなのですが、現代人である私たちの周りには情報が溢《あふ》れかえっているので、「今この瞬間感じることに心の耳を傾ける」力は、ともすると封印されてしまいます。

このような傾向は、食べ物の好みに関する思い込みにも表れ、「自分は濃い味付けの焼き肉が好き」という思い込みが一度できると、シンプルな味付けの魚を食べているときに「シンプルな味付けの魚を食べる素晴らしさ」に意識が向かなくなります。

先入観なく食べ、感じてみれば、真に体や精神が欲しているのは魚かもしれないのに、過去の経験や他者からの言葉かけなどでつくられた「思い込み」によって、「今感じる」という本来当たり前のことが、自然にできなくなっています。

また、サラダを食べているときに、頭の中では次に食べるおかずのことを考えていたり、昼食を食べながら、夕食のことを考えている……といった時間と事象のずれも起きてしまいます。

にぎやかにテレビをつけたままの食事では、「いま口の中に入っている食物エネルギーの良さ」に気付くのは難しいでしょう。

情報に溢れた、あわただしい日常ではありますが、時には、心静かに、「お米ならお米の味を」「お茶であればお茶の味を」真に感じてみてください。

そして、自分が本当に必要としている「食物エネルギー」を、感じることで知り、日々の食事に取り入れてみてください。

あなただけのスピリチュアル・フード・ストーリーがはじまります。

# おわりに

## 〜生きる喜びと食物エネルギー〜

ＤＮＡの研究、宗教学的見解、生命倫理からの考察……様々な分野で「寿命」という概念が存在します。世界各国においても、古くから使われている言葉でもあります。

健康に気を配っていても短い生涯を遂げる人もいれば、特に気をつけていなくても長生きする人もいます。

「寿命」というものが定められ、変えることができないとすれば、どうして良い食べ物を取ることが必要なのでしょうか……。

それは、自分の脳力を最大限開花させ、「生」を全うするためなのではないかと、私は思います。

一生命体として、それも脳の発達した特別な生き物「人間」として、この世に生まれたのであれば、人生の長短に関わらず生き生きと活動し、「生きがい」を感じられるような、自分らしく満足度の高い日々を過ごしたほうが、きっと良いのです。

冴《さ》えわたる脳で考え行動し、良質な休息をとる。そのためにオートマチックに作用するのが、「今日、何を食べるか」ということです。

私たちは、毎日食べたものをエネルギーに変え、体を再生し、活動しています。脳は、5%しか解明されていないというほど未知の分野ではありますが、脳に効くと言われている栄養を取ることは、「ひらめき力」を高め、行動を誘発します。

「生きがい」とは、特別な人にだけ与えられるものではありません。日々の生活の中にこそ存在し、誰でも抱くことができ、真に個人的なものだと思います。

この本を手に取り、読んでくださった皆様ありがとうございます。

この本では、心身ともに良い影響のある食べ物を21ご紹介しました。21という数は、私たちの心と体と運命とを調和させ、満たされた人生が実現する「喜び」や「楽しさ」に相応《ふさわ》しい数字です。

食べ物にはエネルギーがあります。人間の脳を進化させてきたスピリチュアルなエネルギーです。本書でご紹介した食べ物をシーンに応じて取り入れてみてください。

脳力開花。「生きる喜び」に溢れた毎日が、続いていきます。

晴香葉子

## 著者プロフィール

### 晴香葉子 はるか・ようこ

作家　カウンセラー

ポジティブ心理学の実践的研究における第一人者。著書は75万部を超え海外でも出版。人がベストな精神状態を維持するというテーマにおいて、研究の範囲は多岐にわたり「食文化」「栄養学」などの雑学的知識も豊富。

ＮＰＯポジティブ心理学研究会代表

国際ポジティブ心理学会会員

## 監　修

### 神咲　禮 かんざき・れい

「象学《しょうがく》」者《しゃ》

運命の構造を読み解く象学の第一人者。

“時”を読む的確さに数多くの財界・政界の支持者を持つ。

### 平山節子 ひらやま・せつこ

栄養士

病院給食業務従事を経て給食センターの立ち上げに尽力。30年間クリニックに勤務。現在食習慣を中心に栄養に関するアドバイスを行っている。


願いが叶う21の食べ物　脳力開花

～ポジティブ心理学とスピリチュアル・フード・エネルギー～

---

平成21年8月14日　初版第1刷発行

著　者　　晴香葉子

発行者　　鈴木一寿

発行所　　株式会社彩雲出版

〒343-0015　埼玉県越谷市花田4-12-11

TEL 048-967-4320/FAX 048-965-0307

発売所　　株式会社星雲社

〒112-0012　東京都文京区大塚3-21-10

TEL 03-3947-1021/FAX 03-3947-1617

印刷・製本　シナノ書籍印刷株式会社

---





ISBN978-4-434-13506-4　C2077